Marianne Koch nimmt uns mit auf eine Entdeckungsreise zum Mittelpunkt unseres Körpers – zu unserem Herzen. Von seiner Funktionsfähigkeit, seiner Energie hängt es ab, ob alle anderen Organe überleben, ob wir denken, fühlen, atmen, gehen oder uns fortpflanzen können. Denn jede einzelne Zelle in unserem Organismus ist auf die Nahrung und den Sauerstoff angewiesen, die der ständig kreisende Blutstrom mit sich führt, angetrieben von dieser kleinen, kraftvollen Pumpe. Anschaulich und allgemeinverständlich vermittelt die Autorin genaues medizinisches Wissen über das Herz, seine Gefährdungen und Krankheiten und zeigt, wie wir unser Herz schützen und gesund erhalten können. Sie stellt die neuesten medizintechnischen Verfahren vor, erklärt Herzmedikamente und macht die Zusammenhänge zwischen Seele und Herz deutlich. Denn das Herz ist mehr als ein physisches Organ, es hat seit jeher eine gleichsam mythische Bedeutung: als Sitz der Seele, als Sinnbild für die Liebe, als unser eigentliches Ich. Eingeflochten ist deshalb auch eine kleine Kulturgeschichte des Herzens.

Dr. med. Marianne Koch gab ihre Filmkarriere, die ihr den Bundesfilmpreis eintrug und sie auch nach Hollywood führte, für die Tätigkeit als Internistin auf. Nebenbei war sie als Fernsehmoderatorin tätig und bis Sommer 2011 Präsidentin der Deutschen Schmerzliga. Marianne Koch arbeitet als Buchautorin und Medizinjournalistin und hat auf Bayern 2 die wöchentliche Rundfunksendung ›Das Gesundheitsgespräch‹. Bei dtv ist von Marianne Koch u. a. erschienen: ›Mein Gesundheitsbuch‹ (24421), ›Körperintelligenz‹ (24366), ›Die Gesundheit unserer Kinder‹ (24588).

Dr. med. Marianne Koch

Das Herz-Buch

Deutscher Taschenbuch Verlag

Für Peter

Wichtiger Hinweis:
Die diesem Buch zugrunde liegenden medizinischen Forschungsergebnisse und die Empfehlungen wurden mit größter Sorgfalt erarbeitet und geprüft. Eine Garantie kann jedoch nicht übernommen werden. Ebenso ist eine Haftung der Autorin bzw. des Verlags und seiner Beauftragten für Personen-, Sach- oder Vermögensschäden ausgeschlossen. Da sich die Medizin ständig weiterentwickelt, können zukünftige neue Erkenntnisse nicht ausgeschlossen werden. Die hier genannten Ratschläge sollen kein Ersatz für fachkundige Beratung sein. Die richtige Diagnose und Therapie von Erkrankungen müssen immer Sache des behandelnden Arztes bleiben.

**Ausführliche Informationen über
unsere Autoren und Bücher finden Sie
auf unserer Website www.dtv.de**

Originalausgabe 2011
2. Auflage 2011
© 2011 Deutscher Taschenbuch Verlag GmbH & Co. KG, München
Das Werk ist urheberrechtlich geschützt. Sämtliche, auch auszugsweise Verwertungen bleiben vorbehalten.
Umschlagkonzept: Balk & Brumshagen
Umschlagfoto: Isolde Ohlbaum
Grafiken: Jörg Mair
Layout & Satz: Stefan Krickl, Bozen
Repro & Druckdatenerstellung: Greiner & Reichel, Köln
Druck und Bindung: Firmengruppe APPL, aprinta-druck, Wemding
Gedruckt auf säurefreiem, chlorfrei gebleichtem Papier
Printed in Germany · ISBN 978-3-423-24870-9

INHALTSVERZEICHNIS

Vorwort 9

Kapitel 1: Das starke Herz 11

Wieso schlägt mein Herz? 14 – Ein einfaches Prinzip 15 – Das Herz steht unter Strom 16 – Das Geheimnis der Kammern 17 – Klappe auf, Klappe zu 20
Was hört der Arzt, wenn er mein Herz belauscht? 21 – Geheimwissenschaft EKG 23
Was das Herz zum Schlagen braucht 25

Kapitel 2: Das schwache Herz 29

Warum das Herz versagt 33 – Hoher Blutdruck – stiller Killer 33 – Versorgungsengpass: Das Herz ist unterernährt 35 – Feindliche Invasion: Infektionen des Herzmuskels 37 – Defekte Klappen kann man reparieren 39 – Das vergiftete Herz 41
Leben mit Herzschwäche 42 – Wie geht es weiter? 44 – Genaue Diagnostik ist wichtig 45 – Der Körper leidet mit 47
Nur Mut! Matten Herzen kann man helfen 49 – Medikamente einnehmen – aber sicher! 50 – Neue Erkenntnis: Bewegung stärkt ein schwaches Herz 52 – Die Herzaktion optimieren 55 – Ein Stromstoß, der Leben rettet 56 – Ein schwaches Herz – wie geht es weiter? 58 – Was kann ich noch, was darf ich noch? 60

Kapitel 3: Das unruhige Herz 63

Herzrhythmusstörungen 65 – Anfallsweises Herzrasen 65 – Das elektrische System wird repariert 67 – Herzstolpern hat jeder 69 – Der Einfluss von Hormonen, Medikamenten und Mineralien 71
Dem stockenden Herzen zu Hilfe kommen 73 – Wenn mein Herz zu langsam schlägt 73 – Keine Angst vor einem Herzschrittmacher 75
Vorhofflimmern: Gefährlich, aber oft heilbar 80 – Warum flimmert mein Herz? 82 – Vorhofflimmern richtig behandeln 84 – Wann brauchen Herzpatienten blutverdünnende Mittel? 86 – Vorhofflimmern heilen: Die Katheter-Behandlung 87
Kammerflimmern: Akute Lebensgefahr! 90 – Leben retten – leicht gemacht 92

Kapitel 4: Herz und Seele 97

Kann man an gebrochenem Herzen sterben? 98 – Kranke Seele, krankes Herz 102 – Liebeskummer und Lebensangst 105 – Panikattacken: Die Seele rächt sich 109
Unsere fantastischen Selbstheilungskräfte 110 – Den eigenen Körper verstehen lernen 113 – Die erstaunlichen Placebo-Effekte 115
Besänftigte Seele – belebter Körper 117 – Meditation: Reise in die innere Welt 120 – Erkennen, was mich krank macht: Kognitive Verhaltenstherapie 122 – Gegen starre Muskeln und negative Gedanken: Stressbewältigung 125 – Innerlich frei werden 128

Kapitel 5: Das Herz in akuter Gefahr 131

Was ist eigentlich ein Herzinfarkt? 132 – Die Warnzeichen 133 – Zeit ist Leben 135
Wie alles beginnt – die koronare Herzkrankheit 136 – Die stabile Angina Pectoris 139
Behandeln, bevor es zu spät ist 141 – Herzkatheter: Den Engpass beseitigen 141 – Stent: Die Arterien von innen stützen 143 – Neues Blut aus neuen Schläuchen 144

Patient gerettet – und jetzt? 147 – Auf der Suche nach den ungelösten Spannungsfeldern im Leben 148 – Mehr Selbstheilungskräfte durch Bewegung und Sport 152

Kapitel 6: Kranke Herzen heilen 155

Ein tiefer Blick ins Herz: Die diagnostischen Verfahren 155 – Das Elektrokardiogramm 156 – Das Belastungs-EKG 157 – Das Langzeit-EKG 157 – Die Langzeit-Blutdruckmessung 158 – Die Echokardiografie 159 – Die Belastungs-Echokardiografie 160 – Das Myocard-Szintigramm 161 – Der Herzkatheter 162 – Die Röntgenaufnahmen 164 – Die Computertomografie 165 – Die Kernspintomografie 167

Die wichtigsten Eingriffe am Herzen 168 – Korrektur angeborener Herzfehler 169 – Die koronare Herzkrankheit: Bypass oder Herzkatheter? 171 – Die Reparatur der Klappen 175 – Therapie der Aortenklappe 176 – Therapie der Mitralklappe 180 – Die Schrittmachersysteme 181

Vom Tabu zur Routine-OP: Herztransplantation 182 – Herz auf Reisen (Vermittlungsstellen) 186 – So funktioniert die Transplantation 186

Kapitel 7: So bleibt Ihr Herz gesund 189

Ist mein Herz gefährdet? Die Risikofaktoren 192 – Familienerbe 193 – Hoher Blutdruck 194 – Diabetes 199 – Rauchen 203 – Erhöhtes Cholesterin 206

Gesund leben – was heißt das? 210 – Gesundheit geht durch den Magen 211 – Die Herzdiät 216 – Bewegung ist Leben: Das Herz braucht Aktion 219 – Die Abwehrkräfte stärken 220 – Gesundheitstipps für Ältere 225 – Talent zum Glück 228

Anhang 231
Adressen 232
Register 233
Bildnachweis 240

Vorwort

Mein Herz ist jetzt, da ich dieses Buch schreibe, 79 Jahre alt. Es hat bisher ungefähr zwei Milliarden achthundertneunundsechzig Millionen siebenhundertsechsundsiebzig Tausend Mal geschlagen. Ich habe in meinem Studium gelernt, wie es in allen Einzelheiten aufgebaut ist, warum es regelmäßig pumpt, wie die Herzkammern und -klappen funktionieren. Ich habe mit Tausenden von Patienten über ihr Herz gesprochen, Untersuchungen durchgeführt, Diagnosen gestellt und Behandlungen empfohlen. Ich kenne das Organ also ziemlich gut. Und dennoch erscheint mir dieser kleine, rote, warme, zappelnde Körper immer noch wie ein unbegreifliches Wunderwerk.

So hat man das Herz wohl schon immer als etwas Rätselhaftes, Göttliches gesehen. Glück und Leid hat man im Herzen empfunden. Es galt als Mittelpunkt eines Menschen, als Sitz der Seele und der Persönlichkeit. Auch wir, die wir heute wissen, dass Seele und Persönlichkeit woanders, nämlich im Gehirn, verankert sind, leben weiter mit dem Mythos des Herzens. Wir sprechen vom »Herzenswunsch«, wir stellen fest, dass jemand »das Herz auf dem rechten Fleck hat«, wir »verschenken unser Herz« – und immer bedeutet das Herz Emotion und Lebendigkeit.

Deshalb soll Ihnen dieses Buch nicht nur genaues medizinisches Wissen über das Herz, seine Gefährdungen und Krankheiten vermitteln und Ihnen zeigen, wie Sie Ihr Herz schützen und gesund erhalten können. Sondern es möchte Ihnen, sozusagen am Rande, auch eine kleine Kulturgeschichte bieten über das, was Menschen in vielen Jahrhunderten über dieses fantastische Organ gedacht und geforscht haben.

Ich wünsche Ihnen – von Herzen! – Spannung und Freude bei der Lektüre.

Ihre Marianne Koch

KAPITEL 1

DAS STARKE HERZ

Liebe Leserin, lieber Leser,
ich lade Sie ein auf eine Entdeckungsreise zu einem der faszinierendsten Orte dieser Welt – zu Ihrem Herzen.

Kein Zweifel: das Herz ist der Mittelpunkt Ihres Körpers. Von seiner Funktionsfähigkeit, seiner Energie hängt es ab, ob alle anderen Organe überleben, ob Sie denken, fühlen, atmen, gehen oder sich fortpflanzen können. Denn jede einzelne Zelle in Ihrem Organismus ist auf die Nahrung und den Sauerstoff angewiesen, die der ständig kreisende Blutstrom mit sich führt, angetrieben von dieser kleinen, unglaublich kraftvollen Pumpe.

Doch das Herz ist mehr als ein starker Antriebsmotor für den lebendigen Körper. Seit jeher und in allen Kulturen hatte und hat es eine gleichsam übernatürliche Bedeutung: als Sitz der Seele, als Sinnbild für die Liebe, für Freude, für Mitleid und andere Emotionen, für Weisheit oder für Glauben. Ob vor 12 000 Jahren ein Ureinwohner im heutigen Spanien das Bild eines Mammuts mit einem seltsamen roten Herzen an eine Höhlenwand malte oder ob die Dichter aller Epochen wieder und wieder »ihr Herz befragten« – immer hatte das Herz diese Doppelfunktion: als physisches Organ, aber eben auch als das eigentliche Ich, das innerste Wesen eines Menschen. Dazu gibt es viele faszinierende Beispiele.

KAPITEL 1
DAS STARKE HERZ

▶ DIE HERZWAAGE DER ÄGYPTER

Die Mythen des alten Ägypten berichten über ein Ritual, das an das Jüngste Gericht des Neuen Testaments erinnert: das Totengericht. Darin spielt das Herz die entscheidende Rolle. Dieses Herz, so glaubte man (wir befinden uns in der Zeit um 2000 vor Chris-

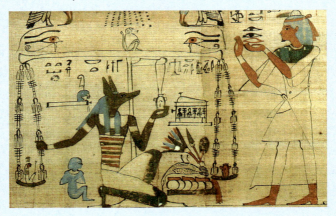

tus), ist zu Lebzeiten der innerste Wesenskern des Menschen und enthält auch nach dem Tod alle guten und schlechten Taten des Verstorbenen. Um zu beurteilen, ob er würdig sei, im Jenseits weiterzuleben, musste er sich einer strengen Zeremonie vor dem Weltenrichter Osiris unterziehen.

Im Mittelpunkt des Geschehens stand eine große Waage. Wägemeister war der schakalköpfige Gott Anubis, der die Seele bereits ins Reich des Todes geführt hatte. Er legte in die eine Schale der Waage eine Straußenfeder, Symbol für Wahrheit und Gerechtigkeit, in die andere das Herz des Toten, das nun für ihn Zeugnis ablegen sollte. Der Verstorbene selbst musste eine lange Litanei möglicher Verfehlungen und Missetaten vorlesen und jeweils schwören, er habe sie nicht begangen. Sagte er die Wahrheit, blieb das Herz »leicht«, also im Gleichgewicht mit der Feder. Log er jedoch, so senkte sich die Waagschale mit seinem Herzen nach unten, und das Ungeheuer Ammit, eine interessante Mischung aus Löwe und Krokodil, fraß es auf. Damit aber war der Weg ins Jenseits für immer versperrt. Ohne Herz gab es kein Leben nach dem Tod.

DAS STARKE HERZ

Auch wenn wir längst keine derartigen mythischen Vorstellungen vom Herzen mehr haben, war es doch ein ungeheurer Schock für die Welt, als der Chirurg Christiaan Barnard im Jahr 1967 die erste Herztransplantation wagte und das versagende Herz eines älteren Mannes durch das eines jungen Unfalltoten ersetzte. Man starrte gebannt auf die Berichte, immer noch nicht sicher, ob sich der Kranke dadurch nicht in eine andere Person verwandeln würde. Aber weder Persönlichkeit noch Seele veränderten sich. Nur der Blutstrom, der seinen Körper am Leben hielt, floss jetzt wieder normal. Die Pumpe funktionierte wieder.

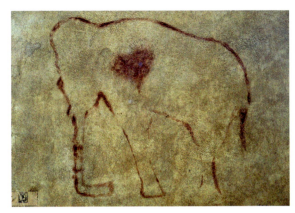

Höhlenzeichnung aus Pindal, Nordspanien ca. 12 000 v. Chr.

Das hätte eigentlich jede Illusion über den Mythos Herz ein für allemal beenden müssen. Aber seltsam – es war wie bei der ersten Landung eines Menschen auf dem Mond. Damals beklagten viele, dass es fortan vorbei sei mit dem »Guten Mond«, der »so stille durch die Abendwolken geht«, denn den romantisch verklärten Himmelskörper würde es wohl nicht mehr geben. Er sei seines Zaubers beraubt, banalisiert, nur noch ein triviales Objekt der Weltraumfahrt. Aber siehe da: Nachdem sich die Wogen um die technische Großtat gelegt hatten, schien die Astronautenlandung nicht mehr als ein Spuk gewesen zu sein. Der Mond stand, ungerührt und milde lächelnd, nach wie vor in seiner ganzen träumerischen Pracht am Himmel.

Mit dem Herzen verhält es sich irgendwie ähnlich. Obwohl die Wissenschaft dieses Organ in all seinen Funktionen und bis in seine kleinsten molekularen Bestandteile erforscht hat, bleibt es ein großes Geheimnis.

KAPITEL 1
DAS STARKE HERZ

Inzwischen ist die damals so heroische Tat der Transplantation fast schon eine Routineoperation. Und es gibt heute darüber hinaus viele weitere Methoden, mit denen man herzkranken Patienten immer besser helfen kann. Nicht nur über die neuesten technischen Verfahren soll Sie dieses Buch umfassend informieren, sondern es soll Ihnen Herzmedikamente erklären, die Zusammenhänge zwischen Ihrer Seele und Ihrem Herzen deutlich machen und Ihnen vor allem helfen, Ihr Herz gesund zu erhalten.

Wieso schlägt mein Herz?

Erinnern Sie sich noch daran, als Sie, total verliebt, Ihr erstes Rendezvous hatten und auf den tollen Typen – oder die bezaubernde Blonde – warteten? Daran, wie Ihr Herz wild zu klopfen begann, als er – oder sie – um die Ecke bog, sodass Sie das Pochen im Hals spürten und glaubten, gleich umzufallen? Nein? Vielleicht haben Sie nur weiche Knie bekommen und gar nicht gemerkt, dass Ihr Puls in die Höhe schnellte. Denn das Herz schlägt bei Aufregung schneller – die Folge des plötzlichen Anstiegs von Stresshormonen, die der Körper in die Blutbahn jagt. Oder fühlen Sie einmal Ihren Puls, nachdem Sie zwei schwere Koffer oder Einkaufstüten in den dritten Stock getragen haben. Sie müssten schon die Fitness eines Leistungssportlers haben, wenn Ihr Herz dabei nicht heftiger schlagen würde, um den vermehrten Sauerstoffbedarf der Muskeln auszugleichen. Im Gegensatz dazu ist der Puls im Schlaf ruhiger, und das Herz pumpt im Schongang, weil der Körper in der Entspannung weniger Energie benötigt.

Bei Aufregung oder körperlicher Belastung schlägt unser Herz rascher.

Schon in der 7. Schwangerschaftswoche – der Embryo ist gerade einmal acht Millimeter groß – beginnt das Babyherz zu schlagen.

Der Ausdruck vom »schlagenden Herz« ist eigentlich irreführend. Das Herz ist ein Muskel oder vielmehr eine Kombination von Muskelsträngen, die sich nach einem raffinierten Schema zusammen-

WIESO SCHLÄGT MEIN HERZ?

ziehen und wieder entspannen, ungefähr siebzig Mal in der Minute, also 100 000 Mal in 24 Stunden. Gelenkt wird dieses Muskelspiel durch elektrische Ströme, die das Herz selbst in bestimmten Zellen erzeugt und weiterleitet.

Ein einfaches Prinzip

Aber fangen wir von vorne an. Die Funktion unseres Herzens folgt einem letztlich einfachen Prinzip:

Sauerstoffreiches Blut fließt in dicken Adern, den *Pulmonalvenen,* aus der Lunge in die linke Vorkammer des Herzens (oder den *Vorhof,* wie es medizinisch korrekt heißt). Wenn diese gefüllt ist, öffnet sich schlagartig die Klappe – also die »Tür« – zur linken Hauptkammer, das Blut stürzt hinein, und die Klappe schlägt wieder zu. Gleichzeitig geht die Klappe zur großen Schlagader auf, und der starke Muskel, der die Kammer umschließt, presst das Blut in diese Schlagader – die *Aorta* – und von da aus in den ganzen Körper, vom Gehirn bis zum kleinen Zeh, wo es Sauerstoff und Nährstoffe ablädt. Danach fließt das Blut, das ohne Sauerstoff dunkler aussieht, durch die Venen zurück zum Herzen, zuerst in den rechten Vorhof, dann wieder durch eine Klappe in die rechte Kammer und von dort in die Lunge. Die verbrauchte Luft – das Kohlendioxyd – wird ausgeatmet, die Blutkörperchen tanken frischen Sauerstoff, und dann beginnt der Kreislauf von Neuem.

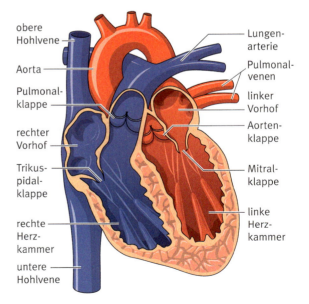

Das Herz von innen mit den Vorhöfen, den Kammern und den Klappen

KAPITEL 1
DAS STARKE HERZ

Das Herz vollbringt auf diese Weise eine gigantische Leistung: In jeder Minute wird die gesamte Blutmenge – beim Erwachsenen sind das fünf bis sechs Liter – durch den Körper gepumpt. Rechnen Sie mit: In 24 Stunden ergibt das eine Menge von 7000 bis 8000 Litern!

Wussten Sie, dass das Herz täglich ca. 8000 Liter Blut pumpt?

Eine Maschine, die täglich 8000 Liter befördert, 365 Mal im Jahr, womöglich 80 Jahre lang (oder noch länger), muss aus einem ganz besonderen Material bestehen.

Tatsächlich sind die einzelnen Zellen (»Fasern«) des Herzmuskels relativ groß und besitzen mehr Energie produzierende Kraftwerke (*Mitochondrien*) als die anderen Muskeln. Außerdem sind sie netzförmig miteinander verbunden und können sich so kräftiger zusammenziehen als die Muskeln, die unsere Arme und Beine bewegen.

Das Herz steht unter Strom

Das Herz wird von einem natürlichen Schrittmacher gesteuert, dem *Sinusknoten* im rechten Herzvorhof. Dabei handelt es sich um eine besondere Zellgruppe, die in regelmäßigen Abständen elektrische Impulse abgibt, die sich dann ausbreiten, zunächst über die Vorhöfe, dann zu einem Umschaltzentrum, dem *AV-Knoten* (von *Atrio* = Vorhof und *Ventrikel* = Kammer), und von da aus über beide Herzkammern. Überall, wo der elektrische Reiz ankommt, ziehen sich die Muskelstränge zusammen und ermöglichen so die richtige Abfolge von Kontraktionen.

Danach entspannt sich

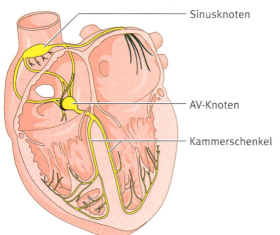

Schema der elektrischen Reizausbreitung im Herzen

WIESO SCHLÄGT MEIN HERZ?

der jeweilige Muskelabschnitt und baut wieder elektrische Spannung auf, die sich bei einem erneuten Signal entlädt und dadurch zur nächsten Kontraktion führt.

Den normalen Herzschlag spürt man nicht. Aber gelegentlich hat wohl jeder von uns das Gefühl eines plötzlichen Stockens in der Brust, genauer: Man spürt einen Schlag und dann eine Pause, die einem eine Sekunde lang vielleicht sogar Angst macht, das Herz könnte jetzt stehen bleiben.

Das »Bumm-bumm« der Herztöne entsteht durch das Schließen der Herzklappen.

Wenn Sie beispielsweise am Abend einmal etwas mehr Alkohol getrunken haben, kann es vorkommen, dass Sie am nächsten Morgen häufiger dieses »Stocken« und dann eine ganze Salve von Herzschlägen – Tack-tack-tack-tack – im Hals oder in der Brust spüren. Es bedeutet, dass das Herz für einen Moment unregelmäßig pocht und Extraschläge produziert, weil es durch die leichte Alkoholvergiftung irritiert ist.

Kleine Unregelmäßigkeiten im Herzschlag sind aber an sich etwas Normales. Kein Mensch hat 24 Stunden lang einen völlig gleichmäßigen Puls. Man weiß das, seit man vor einigen Jahren Hunderte von jungen amerikanischen Soldaten einer Elitetruppe eine Woche lang mit einem EKG überwacht hat, das jeden Herzschlag registrierte.

Jeder Mensch hat gelegentlich leichte Herzrhythmusstörungen.

Bei der Auswertung bekamen die Ärzte große Augen: Diese gesunden Männer hatten alle irgendwelche Herzrhythmusstörungen, zum Teil ziemlich ausgeprägte, die man früher mit Medikamenten behandelt hätte. Seither hat sich jedoch die Meinung durchgesetzt, dass solche Unregelmäßigkeiten bei einem gesunden Herz keine große Bedeutung haben. Wie gesagt: bei einem gesunden Herz! Sobald ein Herz geschädigt ist, gelten Rhythmusstörungen dagegen immer als ein Warnsignal (siehe Seite 63).

Das Geheimnis der Kammern

Nehmen wir einmal an, Sie wären ein toller Sportler oder eine Sportlerin, ein 200-Meter-Läufer, ein Fußballer oder eine Skirennläuferin

KAPITEL 1
DAS STARKE HERZ

oder aber Sie tanzten als Primaballerina in einem berühmten Ballett. Alle diese Tätigkeiten sind mit extremen körperlichen Leistungen verbunden. Körperliche Leistung ist abhängig von mehr Sauerstoff, mehr Nährstoffen, also mehr Blut in den entscheidenden Organen. Und tatsächlich steigt die Menge des Blutes, das die Herzpumpe bewegt, von normalerweise fünf bis sechs Litern pro Minute während dieser Spitzenleistungen auf bis zu 25 Liter in jeder Minute an! Wie kann ein Herz das schaffen?

Das Herz von Leistungssportlern kann das Blut fünf Mal schneller als normal durch den Körper pumpen!

Zunächst einmal, indem es die Frequenz, also die Zahl der Schläge, erhöht. Das genügt aber nicht. Deshalb gibt es noch einen anderen Mechanismus, der in dieser Situation greift: Das Schlagvolumen, das heißt die Menge Blut, die nach dem Füllen der Herzkammern in die Adern gepresst wird, nimmt dramatisch zu. Das ist möglich, weil die Muskelstränge dieser Kammern extrem elastisch sind, sich also dehnen und dadurch das Fassungsvermögen der Kammern steigern können. Das Raffinierte an diesen Muskeln aber ist, dass ihre Kraft durch die Dehnung nicht ab-, sondern sogar noch zunimmt. So können größere Mengen Blut mit noch mehr Druck durch den Körper gejagt werden.

Auch Normalmenschen sollten ihr Herz regelmäßig trainieren – durch Sport oder andere körperliche Aktivität.

Ein Zeichen für eine beginnende Herzschwäche ist denn auch die nachlassende Elastizität der Kammerwände und damit der Kraft, mit der sich ihre Muskulatur zusammenziehen kann. Aber davon wird später noch die Rede sein (siehe Seite 32).

▶ NOCH FRAGEN?

Was passiert, wenn der Sinusknoten, also der natürliche Schrittmacher, einmal ausfällt? Stirbt man dann?
Nein, tut man nicht. Beim Versagen des Schrittmachers springen automatisch andere Zellen im AV-Knoten oder in den Kammern

WIESO SCHLÄGT MEIN HERZ?

ein – sozusagen als Notaggregat – und erzeugen die Impulse, die nötig sind, um das Herz weiter pumpen zu lassen. Nur die Frequenz, also die Zahl der Elektroimpulse, ist dann geringer, ungefähr 30 bis 40 pro Minute. Der Betroffene merkt, dass etwas nicht stimmt, und hat genügend Zeit, um einen Arzt zu rufen.

Und dann?
Bekommt er entweder Medikamente oder einen künstlichen Schrittmacher (siehe Seite 75 ff.).

Stimmt es, dass Babys vor der Geburt das Herz ihrer Mutter schlagen hören?
Die Fähigkeit zu hören ist bei ungeborenen Kindern schon sehr früh vorhanden. Sie nehmen selbstverständlich den Rhythmus des Herzschlags und das Geräusch des pulsierenden Blutes wahr und empfinden diese Sinnesreize wohl als beruhigend und angenehm. Man nimmt sogar an, dass Babys nach der Geburt sehr wohl die Herztöne ihrer Mutter wiedererkennen können.

Was ist ein »Sportlerherz«?
Wenn von einem Herzen immer wieder starke Leistungen gefordert werden, dann verändert es sich, das heißt, es passt sich diesen Anforderungen an. Es wird größer, weil die Muskelfasern dicker und länger werden. Die feinen Blutgefäße der Muskeln vermehren sich. Die Herzkammern fassen in der Entspannungsphase (Diastole) mehr Blut, sodass bei jedem Schlag auch eine größere Menge in den Kreislauf kommt. Dadurch verlangsamt sich in der Ruhe die Herzfrequenz. Der Puls von Leistungssportlern ist also niedriger als der eines normalen Menschen.

Anders verhält es sich bei Herzen, die aufgrund einer Erkrankung der Arterien oder der Klappen ständig gegen einen erhöhten Widerstand ankämpfen müssen. Ihre Muskelmasse nimmt zunächst ebenfalls zu, weil die einzelnen Muskelfasern dicker werden. Doch dann kommt es mit der Zeit zu einer Unterversorgung des Herzens mit Sauerstoff und durch die Schädigung der Muskelzellen zu beginnender Herzschwäche (siehe auch »Hochdruckherz«, Seite 34).

KAPITEL 1
DAS STARKE HERZ

Klappe auf, Klappe zu

Haben Sie schon einmal jemand mit einer künstlichen Herzklappe aus Metall getroffen? Wenn Sie neben ihm stehen, hören Sie ständig das feine »Kling-kling-kling«, das entsteht, wenn sich die Klappe schließt. Patienten, denen man damit das Leben retten konnte, als eine ihrer eigenen Klappen zum Beispiel wegen einer Infektion nicht mehr funktionierte, beschreiben dieses Geräusch in der ersten Zeit nach ihrer Operation oft als irritierend, bevor sie sich dann an den fremden Ton gewöhnten.

Wir besitzen vier Herzklappen. Auf der linken Seite, zwischen dem Vorhof und der Kammer, befindet sich die *Mitralklappe* (benannt nach ihrer Form, die der »Mitra«, dem Bischofshut, ähnelt), die dafür sorgt, dass kein Blut in den Vorhof zurückfließen kann, wenn die gewaltige Muskelkraft der Kammer das Blut in die große Schlagader, die Aorta, presst. Die *Aortenklappe,* die den Ausfluss in die große Hauptarterie reguliert, verhindert, dass Blut zurückfließt, wenn sich der Herzmuskel entspannt.

Im rechten Teil des Herzens funktioniert es ähnlich: die *Trikuspidalklappe* (»Drei-Segel-Klappe«) zwischen rechtem Vorhof und rechter Kammer schließt sich, sobald die Kammer gefüllt ist, um dann das Blut durch die *Pulmonalklappe* (»pulmo« bedeutet »Lunge«) in Richtung Lungenkreislauf zu pressen.

Die Klappen sind ihrer Funktion nach also Ventile, die das Blut nur in eine Richtung fließen lassen. Zusätzlich müssen sie geschmeidig auf- und zugehen, um kein Hindernis für den Blutstrom zu sein.

Glücklicherweise sind diese Klappen sehr stabil. Sie bestehen aus dem glatten Gewebe der Herzinnenhaut mit bindegewebiger Verstärkung und sind normalerweise weder durch starke Herzleistung noch durch ein hohes Lebensalter kaputt zu kriegen. Die größten Gefahren, die ihnen drohen, sind Entzündungen, vor allem bakterielle Infektionen durch *Streptokokken,* die ihre glatte Struktur angreifen, verändern und ihre Funktion dadurch gefährden. Seit der Entdeckung des Penicillins kann man eine derartige Infektion der Herzinnenhaut

Kaputte Herzklappen kann man durch künstliche ersetzen.

(»Endokarditis«) besser behandeln. Doch kommt es immer noch zu solchen Schäden an den Herzklappen und als Folge zu einer fortschreitenden Verschlechterung ihrer Funktion. Zunächst schließen sie nicht mehr richtig. Dann werden sie starr und spröde, lagern Kalk ein

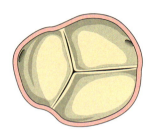 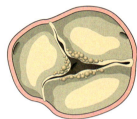

Gesunde und verkalkte Aortenklappe

und können sich deshalb nicht mehr weit genug öffnen. Kaputte Klappen aber sind eine Katastrophe für das Herz, weil entweder ständig Blut zurückfließt oder aber weil der Muskel zu viel Kraft aufwenden muss, um das Blut durch die Engstelle zu pressen. Die Folge ist ein langsames Versagen des Herzmuskels – sofern die zerstörte Klappe nicht rechtzeitig repariert oder ersetzt wird (siehe Seite 175).

Was hört der Arzt, wenn er mein Herz belauscht?

Zu einer Zeit, als es so gut wie keines der technischen Verfahren gab, mit denen Mediziner heute alle möglichen Funktionen des Herzens beurteilen können – also kein EKG, keinen Ultraschall, vom Herzkatheter ganz zu schweigen –, waren Ärzte bei der Diagnose auf ihre eigenen Sinne angewiesen. Das funktionierte hervorragend. Sie bestimmten die Stelle, an der die Herzspitze von innen an die Brustwand schlägt, und schätzten danach die Größe des Organs. Sie fühlten den Puls und schlossen damit auf die Herzkraft. Am meisten aber verrieten ihnen die Herztöne und die zusätzlichen Geräusche, die sie mit dem Hörrohr, später dann mit dem Stethoskop erlauschten.

Man sollte annehmen, dass diese Kunst der »Auskultation«, der Entschlüsselung der Herzgeräusche (und anderer Schallphänomene

KAPITEL 1
DAS STARKE HERZ

des Körpers, zum Beispiel der Lunge), in Zeiten der raffinierten technischen Diagnosegeräte unwichtig geworden sei. Tatsächlich aber können gute Ärzte auch heute noch diese geheimnisvollen Mitteilungen aus der Tiefe des Körpers analysieren und wichtige Schlüsse daraus ziehen.

Was also hören sie, wenn sie das Stethoskop – einen Schallverstärker – an die Brustwand legen?

Zunächst identifizieren sie den normalen Herzschlag, also das »Bumm --- bumm … bumm --- bumm …«, das ihnen Auskunft gibt über den Rhythmus und die Intervalle zwischen dem Schließen der großen Klappen. Dann kommt es darauf an, ob zwischen den Herztönen Geräusche zu hören sind, die beispielsweise entstehen, wenn sich das Blut durch eine defekte Klappe zwängen muss. Das hört sich etwa so an: »Bumm-schschsch-bumm …« Dann weiß der Arzt, die Aortenklappe öffnet sich nicht richtig. Hört er: »schschBumm --- Bumm schschsch«, so schließt er daraus auf eine Verengung der Mitralklappe.

Kompliziert, meinen Sie? Das kann man wohl sagen.

Herzgeräusche richtig hören und interpretieren ist eine Kunst. Ich erinnere mich, dass wir als Medizinstudenten jeden Donnerstag mit der Straßenbahn quer durch München fuhren, um in der anderen, der Technischen Universität die Vorlesung eines didaktisch genialen Professors mitzuerleben. Der Hörsaal war überfüllt, weil dieser Arzt es wie niemand sonst verstand, das Herz und seine Funktionen so zu demonstrieren, dass man plötzlich alles *kapierte*. Noch heute habe ich das Kollegheft, in dem ich das, was er uns erklärte, mitgeschrieben und -gezeichnet habe. Es beginnt mit dem Satz, den er jeder Vorlesung vorausschickte:

»Das Herz ist ein ganz einfaches Organ …«

Heute gibt es die *Echokardiografie*, also den Ultraschall, eine wunderbare Erfindung, mit der die Ärzte sozusagen ins Innere des Organs schauen und seine Strukturen und seine Funktionen »sehen« können, ohne dass man den Patienten dabei gefährdet. So lässt sich auch überprüfen, ob man die Herzgeräusche richtig wahrgenommen und interpretiert hat (siehe Seite 159).

WAS HÖRT DER ARZT, WENN ER MEIN HERZ BELAUSCHT?

▶ HERZTÖNE ALS ANDENKEN AN »ABWESENDE«

Einer der bekanntesten französischen Installationskünstler der Gegenwart, Christian Boltanski, hat in einem Interview mit der ›Süddeutschen Zeitung‹[1] über eines seiner Konzepte berichtet: »Es ist nie meine Absicht gewesen, Antworten zu geben«, sagt er da, »ich werfe lediglich Fragen auf, die als Gleichnisse zu verstehen sind. Eine gute Illustration dafür ist das Projekt, das ich in Japan realisiere: die Archivierung von Tönen schlagender Herzen.« Und dann erzählt er von diesem Archiv, das auf einer einsamen Insel in Japan entsteht, in dem schon jetzt die Herztöne von 30 000 Menschen lagern, die in Berlin, in Korea und an vielen anderen Orten der Welt auf Tonband aufgenommen wurden. Er habe ein kleines Aufnahmestudio, das durch die Welt reist und in dem jeder, der dieses Projekt unterstützen will, seine Herztöne aufzeichnen lassen kann. Einige Aufnahmen stammen von Menschen, die inzwischen gestorben sind. »Irgendwann wird auf dieser Insel, in diesem Archiv, nur mehr das Pochen der Herzen von Toten zu hören sein«, sagt er. Und er fügt noch hinzu: »Es ist ein Gleichnis für die Anwesenheit von Abwesenden.«

Geheimwissenschaft EKG

Eine ausführliche Beschreibung der technischen Methoden, die zur Diagnostik von Herzkrankheiten eingesetzt werden, erhalten Sie in Kapitel 6, ab Seite 155. Hier aber, vorweg, einige Informationen zum jedermann bekannten EKG, das einfach zu erstellen, aber manchmal schwierig zu interpretieren ist.

Ein rötlich kariertes Papier, darauf seltsame krakelige Linien. Was kann man durch diese Linien erfahren, warum sind sie für den untersuchenden Arzt so wichtig?

Die Linien des *Elektrokardiogramms* zeigen die elektrischen

---

[1] »Erinnerung«, Interview mit Johannes Willms, Süddeutsche Zeitung, vom 13.2.2010, S. V2/8

KAPITEL 1
DAS STARKE HERZ

Aktivitäten der Herzmuskelfasern an, die mittels Elektroden von der Körperoberfläche – an den Armen, Beinen und der Brustwand – abgeleitet und in diese Muster übersetzt werden. Da die Herzströme an unterschiedlichen Stellen der Brustwand gemessen

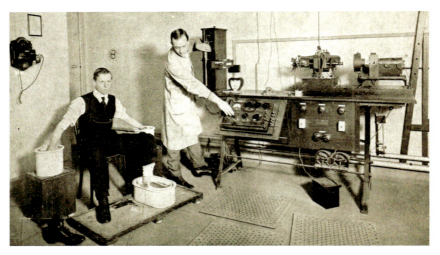

Einthoven'sche Maschine zum Ableiten der Herzströme:
Der Patient musste Hand und Fuß in Wannen mit Salzwasser stellen.

werden, können sie Nachrichten von den verschiedenen Abschnitten des Herzmuskels senden.

Schon ab der Mitte des 19. Jahrhunderts versuchten Ärzte, die elektrischen Impulse des Herzens irgendwie einzufangen. Dem englischen Physiologen Augustus Desiré Waller gelang dies zum ersten Mal bei seinem Hund Jimmy, dessen Pfoten dabei in einer Art Salzlösung standen, die die Ströme weiterleitete.

Aber erst der Holländer Willem Einthoven schaffte es 1903 mit einem riesigen Gerät, die menschlichen Herzströme tatsächlich abzuleiten und zu interpretieren. Dafür erhielt er 1924 den Nobelpreis.

WAS DAS HERZ ZUM SCHLAGEN BRAUCHT

Heute ist das EKG für die Diagnostik unverzichtbar.
Es gibt uns wichtige Informationen
1. über den **Herzrhythmus**: Ist er gleichmäßig? Wird er vom körpereigenen Schrittmacher gesteuert? Oder schlägt das Herz unregelmäßig?

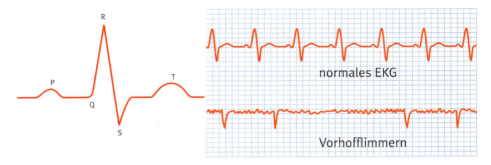

P: Vorhofwelle, QRS: Erregung der Kammern,
T: Wiederaufladen des Muskels

2. über die Art der **Rhythmusstörungen**: Gibt es Pausen im Herzschlag? Oder zusätzliche Schläge, womöglich mehrere hintereinander?
3. über den **Zustand der Herzmuskulatur**: Liegt eine Verdickung der Wände vor? Hat – oder hatte – der Patient einen Herzinfarkt? Gibt es Störungen in der Erregungsausbreitung, und wo sind sie zu lokalisieren (siehe auch Kapitel 6, Seite 156)?

Was das Herz zum Schlagen braucht

Eine Maschine, die Tag und Nacht arbeitet, braucht eine geregelte Energiezufuhr. Beim Herzen ist es weder Strom noch Benzin noch Sonnenenergie, sondern ein Stoff namens ATP – *Adenosin-Triphosphorsäure* –, der es den Muskelfasern ermöglicht, ihre starke Leistung zu erbringen. Es macht sich bezahlt, dass Herzmuskelzellen in

Merkwürdigerweise hat nicht das Herz, sondern das Gehirn den relativ höchsten Energieverbrauch des Körpers.

KAPITEL 1
DAS STARKE HERZ

ihrem Kern eine besonders hohe Zahl von kleinen Energiefabriken besitzen, die *Mitochondrien*. Sie verarbeiten alles an »Kraftfutter«, was ihnen zugeführt wird. Also nicht nur Glukose – Zucker – wie das Gehirn, sondern zum Beispiel auch Fettsäuren und andere Nährstoffe. »Das Herz ist ein Allesfresser«, sagen die Experten.

Damit das Herz nicht müde wird, braucht es eine optimale Blutversorgung.

Selbstverständlich muss der Rohstoff, aus dem die winzigen Zellfabriken den speziellen Energieträger ATP herstellen, in ausreichender Menge vorhanden sein – ebenso Sauerstoff, der solche chemischen Reaktionen erst ermöglicht. Das bedeutet, dass die Blutzufuhr – Sauerstoff und Nährstoffe kommen ja übers Blut – optimal sein muss, um den Anforderungen der Herzmaschine zu genügen.

Die gute Blutversorgung wird durch ein dichtes Netz von Adern, den *Herzkranzgefäßen* oder *Koronararterien*, gewährleistet, die direkt aus der großen Schlagader gespeist werden und sich wie eine Krone – daher der Name – um den Herzmuskel legen, mit Tausenden von kleinen und kleinsten Verzweigungen bis in die Tiefe der Muskulatur. Das Netz ist so ausgelegt, dass es auch bei extremem Bedarf, etwa bei sportlichen Höchstleistungen, ausreichende Mengen von Kraftstoff liefern kann. Allerdings nur dann, wenn die-

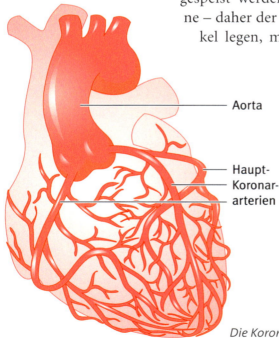

Die Koronararterien

WAS DAS HERZ ZUM SCHLAGEN BRAUCHT

se lebenswichtigen Blutgefäße frei durchgängig und nicht etwa durch Verkalkungen eingeengt oder womöglich verstopft sind. Deshalb sind alle Risikofaktoren, die unsere Blutgefäße bedrohen, von besonders großer Bedeutung für die Herzkranzgefäße und damit für die Herzgesundheit. Wir kommen später noch ausführlich zu diesen Gefährdungen und wie man sie vermeiden kann (siehe Seite 136). Aber schon an dieser Stelle möchte ich wenigstens einige erwähnen: Rauchen, hoher Blutdruck, zu hohes Cholesterin, Bewegungsmangel und – ganz wichtig! – seelischer Stress. Der persönliche Lebensstil, Ernährung und Bewegung spielen dabei eine große Rolle.

Arterien sind an sich robuste, elastische Muskelschläuche mit einer glatten Innenhaut, die ein ungehindertes Strömen des Blutes ermöglicht. Wenn aber diese Innenhaut – zum Beispiel durch hohen Blutdruck – nicht mehr zart und geschmeidig, sondern rau und unregelmäßig geworden ist, können sich Blutplättchen und Cholesterintropfen, später sogar Kalk an den Gefäßwänden festsetzen. Die Arterie wird dadurch einerseits unelastisch und hart, andererseits verkleinert sich mit der Zeit ihre Weite, also der innere Durchmesser, und behindert die Versorgung des Herzens.

Im schlimmsten Fall löst sich irgendwann ein kleines Stück aus einer solchen »Plaque«, wird vom Blutfluss mitgerissen, bleibt schließlich in einer Ader stecken und verschließt diese. Dann tritt die Katastrophe ein: Es kommt zum Herzinfarkt – der Teil des Herzmuskels, der von dieser Ader versorgt wurde, stirbt ab und wird, wenn der Mensch überlebt, zu einer Narbe im Herzen.

Welche Möglichkeiten es gibt, wenn eine solche Bedrohung rechtzeitig erkannt wird – Aufdehnung des Gefäßes oder Bypass-Operation –, erfahren Sie in Kapitel 5, ab Seite 131.

KAPITEL 1
DAS STARKE HERZ

▶ **NOCH FRAGEN?**

Wie kommt eigentlich der Blutdruck zustande?
Der Blutdruck besteht immer aus zwei Werten. Der obere (systolische) gibt den Druck an, der in den Arterien herrscht, wenn die Herzkammern sich zusammenziehen und das Blut in die Adern pressen. Der niedrigere (diastolische) Wert bezeichnet den Druck im Kreislaufsystem, wenn der Herzmuskel sich entspannt und die Kammern sich von Neuem füllen.

Wie hoch darf der Blutdruck sein?
Als obere Grenze hat man den Wert 140/90[2] festgelegt. Er gilt für Menschen jeden Alters. Besser – und schonender für das Herz – wäre allerdings ein Wert bis zu 135/85. Fast die Hälfte der Bevölkerung hat nach dem 55. Lebensjahr einen erhöhten Blutdruck, auch wenn er bis dahin ganz normal war. Deshalb ist es außerordentlich wichtig, dass man seine Blutdruckwerte kennt und sich vom Hausarzt aus der großen Palette von Hochdruckmedikamenten ein Mittel verschreiben lässt, das den Druck auf Normalwerte bringt und gleichzeitig so gut wie keine Nebenwirkungen hat.

Gibt es auch zu niedrigen Blutdruck?
Bei einer fortgeschrittenen Herzschwäche kann der Blutdruck zu niedrig sein und muss dann behandelt werden. Normalerweise, das heißt bei einem gesunden Herz, ist ein niedriger Blutdruck jedoch völlig ungefährlich.

Braucht man einen eigenen Blutdruckmesser?
Als älterer Mensch auf jeden Fall. Schon weil der Blutdruck, den der Arzt misst, nicht immer dem tatsächlichen entspricht. Oft ist er höher als zu Hause – und man spricht dann vom »Weißkittel-Effekt«, also von der Beeinflussung durch eine Situation, in der man vielleicht unbewusst etwas aufgeregt oder ängstlich ist. Auch Jüngere sollten ihren Blutdruck hin und wieder messen. Und selbstverständlich müssen Frauen in der Schwangerschaft den Druck regelmäßig überprüfen.

---
2 Millimeter Quecksilbersäule auf dem Messgerät

KAPITEL 2

DAS SCHWACHE HERZ

Unser Herz arbeitet normalerweise so, dass wir es nicht spüren, es sei denn, wir sind sehr aufgeregt oder strengen uns körperlich stark an. Während ich dieses neue Kapitel schreibe, weiß ich natürlich, dass mein Herz schlägt, aber ich fühle es nicht. Dabei pumpt es pausenlos Blut zu meinem Gehirn, damit ich denken kann, zu meinen Händen, damit die Finger auf der Tastatur funktionieren, und zu meinen Muskeln, die den Rücken gerade halten: Bumm ––– bumm ... bumm ––– bumm ... Es arbeitet im Verborgenen. Unermüdlich.

Während Sie die ersten Zeilen dieses Kapitels gelesen haben, hat sich Ihr Herzmuskel ungefähr 20 Mal zusammengezogen und wieder entspannt. Im Lauf Ihres Lebens schlägt Ihr Herz einige Milliarden Mal. Kein Wunder, dass es irgendwann eben doch ermattet und eines Tages vielleicht zu schwach sein wird, um den Kreislauf aufrechtzuerhalten.

Herzschwäche – oder *Herzinsuffizienz*, wie es medizinisch heißt (»Insuffizienz« bedeutet »ungenügende Leistung«) – ist kein seltener Zustand. Millionen von Menschen leiden allein in Deutschland daran. Eine Herzschwäche kann viele unterschiedliche Ursachen haben und sich oft zu einer lebensbedrohlichen Krankheit entwickeln, die keineswegs nur alte Leute trifft.

Dabei fängt in den meisten Fällen alles recht harmlos an ...

KAPITEL 2
DAS SCHWACHE HERZ

Was ist los mit mir? – Ich war doch völlig gesund!

Frau Berger geht zu ihrem Hausarzt. Sie ist 57 Jahre alt und »kerngesund«, wie sie meint, aber seit ein paar Wochen fällt ihr auf, dass sie die drei Treppen zur Wohnung ihrer Tochter nicht mehr so leicht hinaufsteigen kann, sondern dabei ziemlich außer Atem gerät. Vor ein paar Tagen musste sie schon im ersten Stock kurz stehen bleiben.

Ihr Arzt fragt sie nach Erkältungen, Husten, was sie verneint. Er hört ihre Lunge ab und meint, die sei in Ordnung. Auch ihr Herz, sagt er, schlage regelmäßig. Dann aber lässt er sich ihre Beine zeigen und bemerkt die leichten Schwellungen an den Knöcheln. Er drückt mit dem Finger in das weiche Gewebe, und auch Frau Berger kann sehen, dass dabei eine Delle entsteht, die sich nicht sofort wieder glättet.

»Was haben meine Beine denn mit dem Herzen zu tun?«, fragt sie verblüfft, als der Doktor ihr eröffnet, dass er sie zu einem Kardiologen zu einer umfassenden Herzuntersuchung überweisen will. Dann fällt ihr aber doch ein, dass sie sich in letzter Zeit ziemlich matt gefühlt hat, einfach nicht so fit wie sonst. Sie hätte das aber als »Frühjahrsmüdigkeit« gedeutet und sich nichts weiter dabei gedacht.

Frau Bergers Beschwerden sind sehr typisch für eine beginnende Herzschwäche:

Die Kraft des Herzmuskels hat nachgelassen – zu den möglichen Gründen dafür komme ich noch (siehe Seite 33) –, und dadurch ist der ganze sensible Mechanismus des Bluttransports in Unordnung geraten. Die linke Herzkammer schafft es nur mühsam, bei jeder Kontraktion die ganze Blutmenge hinaus in die Hauptschlagader zu pressen, vor allem, wenn man sich körperlich anstrengt (zum Beispiel beim Treppensteigen) und das Blut eigentlich schneller zirkulieren müsste, weil der Sauerstoffbedarf steigt. Als Folge spürt man eine gewisse Atemnot und versucht unbewusst, den Sauerstoffmangel durch rasches Atmen auszugleichen. Ist das Herz deutlicher geschwächt, dann staut sich das Blut

DAS SCHWACHE HERZ

im linken Vorhof und drückt von dort zurück in die Lunge. Die Medizin spricht dabei von »Links-Herz-Insuffizienz«.

Die rechte Herzhälfte bekommt ebenfalls Probleme. Ausgelöst durch die Schwäche des Pumpmuskels kann dort ebenfalls die nor-

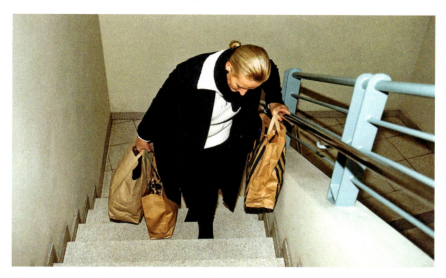

Atemnot beim Treppensteigen ist oft ein erstes Anzeichen für eine Herzschwäche.

male Blutmenge nicht mehr zügig aus der rechten Herzkammer in Richtung Lunge geschafft werden, sodass es auch hier zu Stauungen kommt. Das bedeutet, dass eine Blut-Annahme-Verzögerung besteht – und zwar im rechten Vorhof, in den die großen Körpervenen münden. Wo aber soll das Blut dann hin, das von den Armen und Beinen und vom Kopf her in Richtung Herz zurückfließt? Es staut sich zurück in die großen Hohlvenen, und durch den erhöhten Druck sickert Plasma – der wässerige Anteil des Blutes – durch die Gefäßwand der Venen ins Gewebe: Füße und Beine schwellen an (medizinisch ausgedrückt: Es bilden sich *Beinödeme*). In ganz schlimmen Fällen tritt Wasser auch in die Bauchhöhle aus (der Arzt nennt das *Aszites*), und die Leber vergrößert sich. Die Ärzte sprechen dann von »Rechts-Herz-Insuffizienz«. In diesem Stadium

KAPITEL 2
DAS SCHWACHE HERZ

bekommen die Patienten keine Luft mehr, laufen blau an und brauchen dringend Hilfe. Oft aber sind beide Herzhälften gleichermaßen betroffen, wie bei Frau Berger.

Glücklicherweise ist ihr Zustand nicht bedrohlich. Aber die leichten Schwellungen in den Unterschenkeln und Knöcheln, also da, wo die Schwerkraft den Bluttransport ohnehin erschwert, und ihre Atemnot ließen beim Arzt die Alarmglocken schrillen. Beide Symptome legen den Verdacht nahe, dass mit ihrem Herzen etwas nicht stimmen könnte.

> ▶ **ANZEICHEN FÜR EINE MÖGLICHE HERZSCHWÄCHE**
> - Atemnot bei Belastung oder womöglich schon im Ruhezustand
> - Atemnot im Liegen – der Patient kann nur mit erhöhtem Oberkörper, also mit zwei oder drei Kissen, schlafen
> - Nächtliches Husten oder Luftnot – verursacht von Stauungen in der Lunge
> - Häufiges nächtliches Wasserlassen – weil die Nieren nachts mehr durchblutet werden und deshalb besser arbeiten
> - Bläuliche Lippen – Zeichen für Sauerstoffmangel
> - Müdigkeit, Schwäche, Leistungsabfall
> - Wasseransammlungen in den Beinen
>
> Für einige dieser Symptome kann es auch andere Ursachen geben. So kann beispielsweise ein Anschwellen der Unterschenkel, vor allem, wenn nur *ein* Bein betroffen ist, Zeichen für eine Thrombose in den tiefen Venen sein! Schon deshalb sollte man solche Veränderungen so schnell wie möglich beim Hausarzt abklären lassen.

Warum das Herz versagt

Wenn das Herz, dieser starke Motor, schwächer wird oder gar versagt, dann kann das viele Ursachen haben. Die Medizin unterscheidet zwei Kategorien:

Erstens **Das Herz wird schwach, weil sich der Widerstand, gegen den es anpumpen muss, so erhöht hat, dass die Kraft des Muskels nicht mehr ausreicht, um ihn auf Dauer zu überwinden.**

Ein Beispiel: Die Aortenklappe (die »Tür« zur großen Schlagader) ist vernarbt und öffnet sich nicht mehr weit genug. Oder: Die Blutgefäße sind durch Arterienverkalkung starr und eng geworden. In beiden Fällen braucht die linke Kammer ständig zu viel Kraft, um das Blut durch diese Hindernisse zu pumpen. Oder aber: Ein größeres Blutgerinnsel aus einer Thrombose der Bein- oder Beckenvenen ist durch die rechte Herzkammer in die Lunge gelangt und verschließt dort – als Lungenembolie – ein großes Gefäß. Die Folge ist ein dramatisches Ankämpfen des Herzmuskels gegen dieses Hindernis, das leider allzu oft in einem akuten Versagen des Organs und damit tödlich endet.

Zweitens **Das Herz wird schwach, weil es selbst krank geworden ist.**

Zu diesen Krankheiten gehört, wieder einmal, der hohe Blutdruck, aber vor allem auch eine schlechte Blutversorgung des Herzmuskels selbst durch Verengungen der Herzkranzgefäße. Rhythmusstörungen, Infektionen, defekte Herzklappen, Stoffwechselkrankheiten, übermäßiger Alkoholgenuss, Drogen – also eine Vielzahl von Einflüssen – können ebenfalls die Leistungsfähigkeit des Herzens vermindern. Über die wichtigsten dieser Erkrankungen sollten Sie Bescheid wissen.

Hoher Blutdruck – stiller Killer

Erhöhten Blutdruck spürt man nicht. Zumindest nicht in den Anfangsstadien, wenn noch keine bleibenden Schäden entstanden sind. Im Gegenteil. Die meisten Patienten fühlen sich ausgesprochen wohl, auch wenn ihr Blutdruck ständig über 160/100 ansteigt. Ich finde, dieses Sich-Wohlfühlen unter Hochdruck ist eine richtige Tücke der

KAPITEL 2
DAS SCHWACHE HERZ

Natur, denn die Druckerhöhung in den Arterien schadet dem ganzen Körper und führt auf Dauer zu massiven Veränderungen in praktisch allen Organen. Am deutlichsten erkennt man sie an den Blutgefäßen selbst: Die Innenhaut verliert ihre Glätte und wird rau; sie lagert Blutplättchen, Cholesterin und Kalk ein, wodurch das Gefäß an Weite und Elastizität verliert. Der Zustand heißt **Arteriosklerose**, und er zeigt sich in allen Arterien, auch und vor allem in denen, die das Gehirn, die Nieren, die Beine und das Herz versorgen.

Hoher Blutdruck ist eine der häufigsten Ursachen für Arteriosklerose.

Man kann sich leicht vorstellen, dass das Herz leidet, wenn es ständig gegen einen erhöhten Widerstand ankämpfen muss. Aber es leidet nicht nur, es verändert sich in seinen Strukturen und Funktionen – es wird zum **Hochdruckherz**. Was heißt das genau?

Der Herzmuskel versucht zunächst, sich dem erhöhten Widerstand anzupassen: Er bildet neue Muskelzellen. Dadurch verdicken sich die Wände, vor allem die der linken Kammer, das Herz wird größer und schwerer. Leider ist das kein Vorteil, denn der dicke Muskel wird selbst schlechter mit Blut versorgt und büßt dadurch einen Teil seiner Kraft ein. Zudem kann durch die übermäßige Wanddicke (*Hypertrophie*) auch die Elastizität abnehmen, das heißt die Fähigkeit der Kammer, sich zu entspannen und zu erweitern, um die eigentlich nötige Füllungsmenge an Blut aufzunehmen. Wenn aber die Füllung ungenügend ist, wird zu wenig

Der Blutdruck sollte in Ruhe nicht über 135/85 liegen.

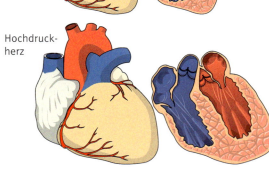

Normalherz

Hochdruckherz

Durch den hohen Blutdruck hat sich der Muskel der linken Herzkammer deutlich verdickt.

WARUM DAS HERZ VERSAGT

Blut in den Kreislauf gepumpt, die Organe leiden Not, der Mensch wird schwächer.

Hoher Blutdruck gilt – neben Durchblutungsstörungen des Herzmuskels – als die häufigste Ursache für chronische Herzschwäche. Es gibt allerdings auch eine gute Nachricht. Wenn es gelingt, den Blutdruck rechtzeitig und dauerhaft auf Normalwerte zu senken, dann besteht die Chance, dass sich der zu dicke Herzmuskel wenigstens teilweise wieder auf ein Normalmaß zurückbildet. (Lesen Sie in Kapitel 7, Seite 197, wie Sie Ihren Blutdruck am besten normalisieren können.)

> ► **EIN WICHTIGER UNTERSCHIED**
>
> Für Arzt und Patient ist es wichtig, zu unterscheiden, ob es sich um eine systolische oder eine diastolische Herzschwäche handelt.
> **Systolische Herzschwäche:** Die *Austreibungsphase*, in der die Herzkammern das Blut in den Kreislauf pumpen, ist gestört, weil die Kraft des Herzmuskels nachgelassen hat. Für die Therapie wird vor allem eine (medikamentöse) Entlastung des Herzmuskels in Frage kommen.
> **Diastolische Herzschwäche:** Die *Füllungsphase* der Herzkammern ist gestört, das heißt, ihre Wände sind nicht mehr elastisch genug. Dadurch können sie sich nicht richtig erweitern, um die optimale Blutmenge aufzunehmen und weiterzuleiten. Glücklicherweise gibt es auch da Möglichkeiten, um die fehlende Elastizität des Muskels zu verbessern (siehe Seite 53).

Versorgungsengpass: Das Herz ist unterernährt

So großartig die Architektur des Herzens auch scheint und so widerstandsfähig es sich im Prinzip gegen Störungen erweist – es gibt Schwachstellen, die das ganze Organ gefährden können: die Koronararterien, die den Herzmuskel mit Sauerstoff und Nährstoffen versorgen. Alles, was sich schon als Problem für sämtliche Arterien des Körpers erweist – hohes Alter, zu viel Cholesterin, Diabetes, Nikotin, hoher Blutdruck, Entzündungen –, trifft das Herz mit dop-

KAPITEL 2
DAS SCHWACHE HERZ

pelter Wucht. Zum einen, weil ein solches Kranzgefäß doch relativ zart und seine Transportkapazität begrenzt ist, zum anderen, weil es jeweils einen bestimmten Abschnitt des Herzmuskels versorgt, der bei seinem Ausfall zugrunde geht (*Herzinfarkt*). (Im Gegensatz zum Gehirn, wo sozusagen ein Überangebot von Blutgefäßen besteht und die Versorgung bestimmter Teile sogar von einer anderen Arterie mit übernommen werden kann.)

Daher gehört die **koronare Herzerkrankung** – die krankhafte Veränderung der Versorgungsleitungen – zu den häufigsten Ursachen für die Schwächung und das Versagen des Herzmuskels. Vor allem, wenn ein Patient einen oder womöglich mehrere Herzinfarkte überlebt hat. Bei jedem dieser Ereignisse stirbt ja ein Teil des Herzmuskels ab, und bis jetzt ist es nicht gelungen, die toten Zellen wiederzubeleben oder neue Muskelzellen zu erzeugen, obwohl die Forschung über erste ermutigende Ergebnisse bei der Verwendung von Stammzellen berichtet. Für die Schwächung der Herzkraft ist entscheidend, wie ausgedehnt der jeweilige Schaden war und wie gut der Rest des Muskels die Arbeit der ausgefallenen Zellen übernehmen kann. Ein gut trainiertes Herz hat da erstaunliche, selbstverständlich aber auch nur begrenzte Möglichkeiten. Solange allerdings noch kein Verschluss, sondern nur eine mehr oder weniger starke Verengung des Koronargefäßes besteht, lässt sich die Kraft des Muskels durch eine Erweiterung der Gefäße und das Einsetzen von sogenannten Stents oder durch eine Bypass-Operation wieder verbessern und die Muskelzellen können sich erholen (siehe Kapitel 5, ab Seite 141).

Bei verengten Herzkranzgefäßen kann die Durchblutung durch Stents oder einen Bypass verbessert werden.

Eine besonders schwierige Situation entsteht, wenn der Teil des Organs von schlechter Durchblutung betroffen ist, in dem sich der natürliche Schrittmacher, der Sinusknoten, befindet. Ein kranker Sinusknoten bedeutet, dass es keine zuverlässigen elektrischen Impulse an die Muskulatur mehr gibt und dass der Herzrhythmus unregelmäßig wird (Genaueres dazu lesen Sie in Kapitel 3, ab Seite 63).

WARUM DAS HERZ VERSAGT

Feindliche Invasion: Infektionen des Herzmuskels

Schon ein gewöhnlicher grippaler Infekt breitet sich nicht nur in den Atemwegen, sondern auch in anderen Teilen des Körpers aus. Meist sind es Viren, die sich in die Zellen schleichen und diese als Brutstätten für ihre millionenfache Vermehrung missbrauchen. Der Kranke fühlt sich entsprechend elend, Gelenke, Muskeln und der Kopf schmerzen, das Fieber steigt. Was der Grippekranke meist nicht spürt, ist die Invasion der Viren in seinen Herzmuskel. Auch nach ein paar Tagen, wenn der Körper sich erfolgreich gegen die Angreifer gewehrt hat, das Fieber wieder gefallen und der Kranke wieder auf den Beinen ist, kann die vorübergehende Schädigung der Herzmuskelzellen noch einige Zeit andauern.

Die Entzündung des Herzmuskels ist immer eine gefährliche Krankheit. Man darf sich daher nach einem grippalen Infekt auf keinen Fall zu früh körperlich anstrengen.

Wir kennen alle die tragischen Fälle von jungen Sportlern, die sich, allen Ermahnungen der Ärzte zum Trotz, nach einem scheinbar banalen Infekt zu früh wieder voll belasten und dann mitten in einem Wettkampf plötzlich umfallen: Sekundenherztod. Im Nachhinein findet man meist heraus, dass Grippeviren eine Entzündung des Herzmuskels, eine **Myokarditis**, verursacht und dadurch schwere, in diesem Fall tödliche Rhythmusstörungen ausgelöst haben.

Andere Viren stürzen sich geradezu gezielt auf das Herz. Der Patient erlebt dann die typischen Anzeichen einer Herzschwäche mit auffälliger Atemnot, Schlappheit und Leistungsabfall. Auch im EKG sieht man entsprechende Veränderungen. Gegen diese höchst gefährliche Erkrankung gibt es keine wirksame Therapie außer absoluter Schonung und Unterstützung des Herzens durch Medikamente und notfalls durch eine vorübergehend eingebaute Pumphilfe. Glücklicherweise heilt eine solche Virus-Myokarditis meist nach Wochen oder Monaten folgenlos aus. Nur selten gibt es bleibende Schäden.

Im Gegensatz dazu verursacht die Infektion des Herzens mit Bakterien (zum Beispiel die rheumatische Herzentzündung durch

KAPITEL 2
DAS SCHWACHE HERZ

Streptokokken) Krankheiten, die oft schwere Folgeschäden nach sich ziehen. Gefürchtet ist die Entzündung der Innenhaut des Herzens – *Endokarditis* –, weil davon auch die Herzklappen betroffen sind und sich dauerhaft verändern können.

▶ **DAS LEIDEN EINES GROSSEN MUSIKERS**

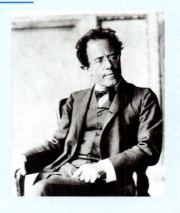

Gustav Mahler (1860 – 1911), der wohl bedeutendste Komponist seiner Zeit, litt sein Leben lang an schweren Entzündungen der Rachenmandeln. Man nimmt an – und dafür gibt es gute Quellen[3] –, dass diese fieberhaften Anginen durch Bakterien, genauer: durch Streptokokken ausgelöst wurden, von denen man weiß, dass sie nicht nur die Mandeln, sondern auch andere Organe, vor allem die Nieren und das Herz, angreifen. Seit der Entdeckung der Antibiotika ist diese Gefahr viel geringer geworden – leider gab es die seinerzeit jedoch noch nicht. So gelangten wohl Streptokokken über die Blutbahn zur Herzinnenhaut und setzten sich an der Mitralklappe fest. Die Ärzte berichten von einem *kombinierten Mitralvitium*, das heißt, die Mitralklappe war so verändert, dass sie einerseits nicht mehr richtig schloss, andererseits auch nicht mehr weit genug aufging. Mit unseren heutigen medizinischen Möglichkeiten wird eine solcherart geschädigte Klappe durch eine künstliche ersetzt und das Herz so entlastet. Gustav Mahlers Herz war in seinen letzten Lebensjahren bereits stark geschwächt. 1910 ereilte ihn eine neue Infektion, die seiner kaputten Klappe und dem angegriffenen Herzen keine Chance mehr ließ. Er starb im Alter von nur 51 Jahren.

---

3 Siehe auch: Jens Malte Fischer: Gustav Mahler, Deutscher Taschenbuch Verlag, München 2010

WARUM DAS HERZ VERSAGT

Defekte Klappen kann man reparieren

Die größten Erfolge in ihrem Kampf gegen die Herzschwäche feiert die Medizin derzeit, wenn defekte Klappen die Ursache der Erkrankung sind. Die Fortschritte in der Herzchirurgie machen es möglich, dass in den meisten Fällen die Klappenfunktion und damit ein normaler Blutfluss wiederhergestellt werden kann. Dadurch bekommt der Herzmuskel die Chance, sich wieder zu erholen. Schon in den letzten Jahrzehnten leisteten die Chirurgen hervorragende Arbeit, sei es bei der Rekonstruktion einer Klappe oder bei deren Austausch durch ein künstliches – biologisches oder mechanisches – Ersatzorgan. Allerdings handelt es sich dabei um größere Operationen, weil man dafür den Brustkorb öffnen und das Herz freilegen muss. Inzwischen gibt es raffinierte, sogenannte *interventionelle* Methoden, bei denen Kardiologen mithilfe neuartiger Kathetertechniken derartige Eingriffe durch die Haut oder über den Weg durch große Blutgefäße durchführen können. Das gibt vor allem älteren und schwächeren Patienten, die durch eine große Operation zu sehr gefährdet wären, neue Chancen.

Die vier Herzklappen – jeweils eine zwischen den Vorhöfen und den Kammern sowie die zwischen den Kammern und den großen Arterien – wirken als Ventile, die verhindern, dass Blut bei der Kontraktion der Kammern zurückfließt. Diese Klappen können sich im Lauf der Zeit verändern. So führt schon eine Vergrößerung der linken Herzkammer möglicherweise dazu, dass die Mitralklappe, also die Klappe zwischen linkem Vorhof und linker Kammer, nicht mehr richtig schließt (der Fachbegriff heißt *Mitralinsuffizienz*). Dann wird bei jedem Pumpvorgang der Kammer ein Teil des Blutes wieder zurück in den linken Vorhof gepresst. Der Vorhof erweitert sich durch das vermehrte Volumen, und schließlich staut sich das Blut zurück in die Lunge – der Betroffene spürt starke Atemnot.

Am meisten sind die Klappen durch Infektionen gefährdet. Wenn beispielsweise Bakterien in die Blutbahn geraten, was im Laufe einer eitrigen Mandelentzündung oder nach Entfernung eines vereiterten Zahnes leicht möglich ist, besteht die Gefahr, dass sie die Innenhaut des Herzens (das *Endokard*) befallen und eine Entzündung der Klappen verursachen. Selbst wenn diese Entzündung rasch wieder abheilt, kann sie Narben an der Klappe hinterlassen. Narbige Veränderungen dieser zwar widerstandsfähigen, aber zarten Gebil-

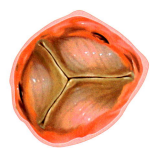
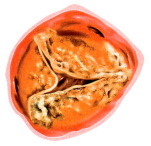

Normale und durch Bakterien »zerfressene« Aortenklappe

de bewirken, dass die Klappe zunächst nicht mehr richtig schließt, später dann oft schrumpft und sich dadurch nicht mehr ganz öffnen kann. Besonders häufig trifft es dabei die Aorten- und die Mitralklappe. Für den Herzmuskel, der das Blut durch die zu klein gewordenen Öffnungen treiben muss, bedeutet das in allen Fällen Schwerstarbeit – für die er dann irgendwann zu schwach ist.

> ▶ **»HERZKLAPPE ZERFRESSEN«**
>
> Die ›Frankfurter Allgemeine Zeitung‹ berichtete in ihrer Ausgabe vom 27. Oktober 2010 von einem 21-jährigen sportlichen Patienten, der nach einer leichten Grippe praktisch über Nacht eine lebensgefährliche akute Herzschwäche entwickelte. Es stellte sich heraus, dass seine Aortenklappe von Staphylokokken befallen war, einem Bakterienstamm, der grippeähnliche Symptome hervorruft.
> »Die Staphylokokken haben mir innerhalb von sechs Tagen die Herzklappe komplett zerlegt, sie regelrecht zerfressen«, sagt er. Er konnte durch eine Notoperation gerettet werden und bekam danach eine mechanische Klappe eingesetzt, die ihm ein weitgehend normales Leben erlauben wird.

WARUM DAS HERZ VERSAGT

Das vergiftete Herz

Kardiomyopathie – Erkrankung des Herzmuskels – ist die allgemeine Bezeichnung für unterschiedliche Veränderungen des Herzmuskels: Verdickung und/oder Starre der Muskelwände, Er-

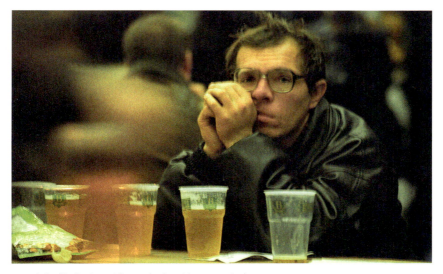

Zu viel Alkohol greift auch den Herzmuskel an.

weiterung der Herzkammern, Lähmung der Muskelkraft, Stoffwechselablagerungen zwischen den Zellen, manchmal auch die Folgen einer Erbkrankheit. Meistens lassen sich die Gründe für ein Nachlassen der Herzkraft recht genau benennen (wenn der Arzt keine speziellen Ursachen findet, spricht er von *idiopathischer* Herzmuskelerkrankung). Zweifellos spielt das Alter eines Patienten eine große Rolle bei Herzschwächen – aber es gibt noch andere Faktoren.

Nikotin, Alkohol und Kokain können das Herz auf Dauer schädigen!

Zum Beispiel Alkoholmissbrauch. Die meisten Alkoholiker wissen zwar, dass ihre Leber auf Dauer mit der Entgiftung überfordert ist und sich mit der Zeit in eine Narbenleber (*Leberzirrhose*) verwandelt. Sie ahnen aber meist nicht, dass sie darüber hinaus auch ihre Muskeln, und zwar vor allem ihren Herzmuskel, gefährden.

KAPITEL 2
DAS SCHWACHE HERZ

Zum einen erhöht übermäßiger Alkoholkonsum[4] den Blutdruck und belastet allein schon dadurch das Herz. Zum anderen wirken Alkohol und seine toxischen Abbauprodukte lähmend auf die Herzmuskelzellen, sodass sie nicht mehr normal kontrahieren können. Es kommt zu einer Erweiterung der vier Herzkammern, zu Rhythmusstörungen und schließlich zur chronischen Herzschwäche.

Anders die Wirkung der Droge Kokain. Es verursacht auch häufig Herzrhythmusstörungen, darüber hinaus bewirkt es aber Krämpfe der Koronararterien. Die Durchblutungsstörungen führen zu kleinen Herzinfarkten und letztlich zur dauerhaften Schädigung des Herzmuskels.

Übrigens: Auch eine Reihe von Arzneimitteln hat »kardiotoxische« Nebenwirkungen, greift also den Herzmuskel an. Dazu gehören in erster Linie bestimmte Zytostatika, die Krebszellen vernichten, andere Körperzellen aber verschonen sollen, was eben nicht immer so präzise gelingt. Bei Patienten, die diese Mittel benötigen, wird deshalb immer auch die Herzfunktion überwacht (siehe auch Kasten Seite 60: »Diese Medikamente verstärken eine Herzschwäche«).

Leben mit Herzschwäche

Frau Berger sitzt in ihrer Küche. Sie hat noch den Mantel an, mit dem sie heute früh zur Untersuchung beim Kardiologen aus dem Haus gegangen ist. Jetzt hat sie vergessen, ihn auszuziehen, weil sie irgendwie unter Schock steht.

Der Herzspezialist hat versucht, ihr schonend beizubringen, dass die Vermutung des Hausarztes richtig war: Herzinsuffizienz, also Herzschwäche. Wahrscheinlich aufgrund von Durchblutungsstörungen. Jedenfalls sei die Kraft ihres Herzmuskels reduziert, nicht dramatisch, aber doch deutlich messbar. Ob ihr bekannt sei, dass ihr

---

[4] Als Grenzen gelten täglich 20 g (reinen) Alkohols bei Frauen und 30 g bei Männern: 1 Liter Wein = 80 g Alkohol!

LEBEN MIT HERZSCHWÄCHE

▶ HERZKRANK IM ALTEN ROM

Unsere Ahnen hatten keine so guten Chancen, wenn ihr Herz schwächelte. Zwar erkannten sie gewisse Symptome, die mit dem Herzen zusammenhingen, aber ihre anatomischen Kenntnisse, und vor allem jene über die Funktion von Herz und Kreislauf, waren noch höchst ungenau. Erst der geniale griechische Arzt Galenos von Pergamon (2. Jh. n. Chr.) brachte etwas Systematik in die damalige Vorstellung vom menschlichen Körper.

Hundert Jahre früher hatte der römische Gelehrte Aulus Cornelius Celsus ein riesiges Werk verfasst: ›De Medicina‹. In den sieben Bänden übersetzte und kommentierte er die Berichte über Krankheiten und Heilkünste, die bis dahin von griechischen Ärzten in der Nachfolge des Hippokrates formuliert worden waren.

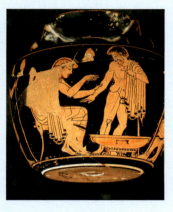

Medizinische Szene auf einer griechischen Vase

Über das Herz heißt es darin:

»Die Krankheit, die die Griechen als Herzkrankheit bezeichnet haben (...), ist durch eine starke Schwäche gekennzeichnet, die von Magenentkräftung und übermäßigen Schweißausbrüchen begleitet wird. Man erkennt sie auch am Nachlassen des Pulsschlags ...«

Celsus rät in diesem Fall, den Kranken mit adstringierendem Öl aus Rosen, Quitte und Myrte einzureiben und zusätzlich Mittel aus Gips und Silberblei zu verabreichen. Es soll wenig Nahrung und »nur im Notfall Wein gereicht werden«.[5] Diese Behandlung wurde dann noch durch Aderlässe ergänzt – wie wir heute wissen, nicht gerade heilsam für ein schwaches Herz, das aus Mangel an roten Blutkörperchen ohnehin zu wenig Sauerstoff erhält.

---

5 Richard Toellner: Illustrierte Geschichte der Medizin, Bd. 2, Andreas & Andreas, Salzburg 1986, S. 1061

KAPITEL 2
DAS SCHWACHE HERZ

Blutdruck zu hoch ist? Ihre Gedanken überschlagen sich. Natürlich wusste sie von den etwas erhöhten Blutdruckwerten. Die Tabletten hat sie am Anfang ja auch genommen, aber dann eben nicht mehr – ihre Freundin schimpfte doch auch ständig auf dieses »chemische Zeug«, und gespürt hat sie ja ohnehin nichts. Was soll sie jetzt tun? Bedeutet die Diagnose, dass es schon bald mit ihr zu Ende geht? Dass ihr Herz demnächst ganz versagen wird? Angst, denkt sie, oh Gott, ich habe richtig Angst.

Nach ein paar Stunden sieht die Welt schon wieder etwas freundlicher aus. Ihre Tochter ist gekommen und gemeinsam haben sie den Hausarzt angerufen. Der meinte, er habe noch keine Befunde erhalten, aber sie solle sich beruhigen. Es gebe heute ganz hervorragende Möglichkeiten, ein geschwächtes Herz zu behandeln und noch viele Jahre gut damit zu leben.

Wie geht es weiter?

Der Patient muss zunächst wissen: Es handelt sich um eine *chronische* Krankheit mit unterschiedlichen Ursachen. Man schätzt übrigens, dass in Deutschland gegenwärtig über zwei Millionen Menschen an diesem Zustand mehr oder weniger leiden. In den meisten Fällen sogar *weniger*, denn man kann mit einer mäßig eingeschränkten Herzfunktion sehr gut leben. Voraussetzung ist allerdings, dass man sich und die Krankheit kennt und die Empfehlungen der Ärzte zuverlässig befolgt: mit den richtigen Medikamenten, einem vernünftigen Lebensstil und – mit körperlicher Aktivität! Aber dazu kommen wir später noch.

Das Herz ist langmütig: Auch wenn es angeschlagen ist, versieht es meist noch viele Jahre lang brav seinen Dienst.

Zunächst einmal ist es wichtig herauszufinden, wie schwach das Herz tatsächlich ist, was es noch leisten kann und was nicht.

Ärzte haben dafür eine Einteilung nach Schweregraden erarbeitet, die im Prinzip von der amerikanischen *New York Heart Association* (NYHA) stammt und deshalb als NYHA-Klassifizierung bekannt ist:

LEBEN MIT HERZSCHWÄCHE

Klasse I Es besteht eine leichte Herzschwäche, aber sie verursacht keine Einschränkung der Leistungsfähigkeit, das heißt, das tägliche Leben, normale körperliche Aktivitäten, auch gemäßigter Sport, verursachen keine Atemnot, Brustenge oder Erschöpfung. Von Leistungssport wird allerdings abgeraten.

Klasse II Die körperliche Leistungsfähigkeit ist leicht eingeschränkt. In Ruhe hat der Patient keinerlei Beschwerden, bei Anstrengungen bekommt er jedoch Herzklopfen, Luftnot oder Druckgefühle in der Brust.

Klasse III Deutliche Einschränkung der Leistungsfähigkeit. In Ruhe treten noch keine Symptome auf, aber schon bei geringer Anstrengung machen sich Zeichen von Überforderung bemerkbar.

Klasse IV Atemnot und andere Symptome bestehen auch in Ruhe. Dadurch wird der Alltag stark beeinträchtigt. Körperliche Aktivität ist praktisch nicht mehr möglich.

Glücklicherweise gelingt es oft, auch Fälle von schwerer Herzinsuffizienz zu »kompensieren«, das heißt, das Herz so zu behandeln, dass der Patient wieder ein einigermaßen normales Leben führen kann (siehe Seite 49).

Genaue Diagnostik ist wichtig

Ein Herzspezialist hat mehrere technische Möglichkeiten, um sich eine genaue Vorstellung vom anatomischen Zustand und der Funktionsfähigkeit des Herzens zu machen.

Wichtigste Untersuchung zur Abklärung einer Herzinsuffizienz ist die **Echokardiografie**, also die Begutachtung des Organs mittels Ultraschall. Dabei wird ein kleines Instrument außen an die Brustwand gehalten, das Schallwellen aussendet und wieder empfängt, die das Herz in mehreren Ebenen »durchschneiden«. Diese Schnittbilder zeigen dem Arzt die Dicke der Wände, die Funktion der Klappen, die Ausmaße der Kammern und, besonders aufschlussreich, die Beweglichkeit der Kammerwände beim Pumpvorgang.

KAPITEL 2
DAS SCHWACHE HERZ

Daraus lässt sich dann sofort die Kraft des Herzmuskels, aber auch seine Elastizität errechnen. Eine fabelhafte Methode, die überdies den Vorteil hat, dass sie nicht wehtut, nicht gefährlich ist und den Patienten kein bisschen belästigt.

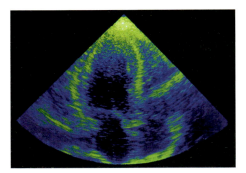 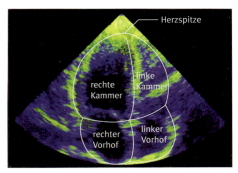

Das Herz steht im Ultraschall »auf dem Kopf«.

Das **EKG – Elektrokardiogramm** – und vor allem das **Belastungs-EKG**, bei dem der Patient auf einem Fahrrad sitzt und strampeln muss, verraten, wie das Herz auf Belastungen reagiert. Ob Zeichen für eine Minderdurchblutung auftreten oder ob es bei oder nach der Anstrengung zu unregelmäßigem Rhythmus neigt.

Meistens werden diese Untersuchungen noch durch ein **24-Stunden-EKG** ergänzt, das ebenfalls mögliche Rhythmusstörungen aufdecken soll. Es geht dabei nicht nur um zu langsamen oder zu schnellen Puls, sondern vor allem um das Auftreten von Vorhofflimmern (siehe Seite 80) und um mögliche Anzeichen für gefährliche komplexe Unregelmäßigkeiten des Herzschlags, die im schlimmsten Fall lebensbedrohlich sein können (siehe auch Kapitel 3, ab Seite 90).

Eine **Röntgenaufnahme** der Brust gibt Hinweise auf eventuelle Stauungszeichen – also Flüssigkeitsansammlungen – in der Lunge und zeigt, ob sich die Herzgröße und die Form der Schlagader verändert haben, ob also schon Umbauvorgänge im Herz-Kreislauf-System stattgefunden haben.

LEBEN MIT HERZSCHWÄCHE

Seit einigen Jahren können Kardiologen auch eine bestimmte aufschlussreiche **Laboruntersuchung** veranlassen. Ein Hormon mit dem langen Namen *N-Terminal pro-Brain Natriuretic Peptid* (kurz: *NT-proBNP*) – brauchen Sie sich wirklich nicht zu merken! – erscheint als erhöhter Wert im Blut, wenn die Wände des Herzmuskels unter stärkerer Spannung stehen, wie dies bei einem überlasteten Herzen immer der Fall ist.

Zusätzliche Spezialuntersuchungen wie Computertomografie, Kernspinaufnahmen, Myocard-Szintigramm oder eine Herzkatheter-Untersuchung werde ich in Kapitel 6, ab Seite 155 genau beschreiben. Sie werden eingesetzt, wenn als Ursache für das Herzversagen Durchblutungsstörungen des Herzmuskels oder eine Schädigung der Klappen vermutet werden.

Der Körper leidet mit

Wenn Herzpatienten heute in Bezug auf ihre Lebensdauer und Lebensqualität Grund zu viel Optimismus haben können, so darf dies nicht darüber hinwegtäuschen, dass Herzschwäche eine ernstzunehmende Krankheit ist. Vor allem ist sie eine Erkrankung des *ganzen Körpers*. Sobald die optimale Zufuhr von Blut, das heißt von Sauerstoff und Nährstoffen, nicht mehr gewährleistet wird, weil die Pumpe schwach geworden ist, geraten die hochkomplizierten Systeme, aus denen unser Körper besteht, in Schwierigkeiten.

Glücklicherweise ist das **Gehirn** ziemlich gut gegen Mangeldurchblutung geschützt. Es gibt Mechanismen, die im Bedarfsfall die Blutzufuhr zu anderen Teilen des Körpers drosseln, um dieses zentrale Organ auf alle Fälle ausreichend zu versorgen. Anders die **Nieren**. Sie reagieren außerordentlich empfindlich auf Durchblutungsstörungen. So erleben Patienten mit Herzschwäche, dass sie in der Nacht häufig Wasser lassen müssen, weil die Nieren erst wieder normal arbeiten können, wenn der übrige Körper zur Ruhe gekommen ist und weniger Energie benötigt.

Bei jeder Herzschwäche wird auch die **Lunge** in Mitleidenschaft gezogen. Man kann sich das gut vorstellen: Wenn die linke Herz-

KAPITEL 2
DAS SCHWACHE HERZ

▶ **DRAMATISCHE SITUATION: LUNGENÖDEM**

In schwersten Fällen von Herzschwäche – also bei *akutem* Herzversagen – sammeln sich größere Wassermengen in den Lungenbläschen. Man braucht dann kein Stethoskop, um das Brodeln und Röcheln bei jedem mühsamen Atemzug des Patienten wahrzunehmen, man hört es mit bloßen Ohren. Dieses *Lungenödem*, wie es medizinisch heißt, bedeutet eine lebensgefährliche Situation und muss mit entsprechenden intensivmedizinischen Maßnahmen – unter anderem durch starke Entwässerung und Sauerstoff – behandelt werden. Ich kann mich an so viele Patienten erinnern, denen wir in dieser bedrohlichen Situation helfen konnten, und an die fast beschämende Dankbarkeit, die aus ihren Augen sprach, sobald die Erstickungsangst vorbei war und sie wieder normal atmen konnten.

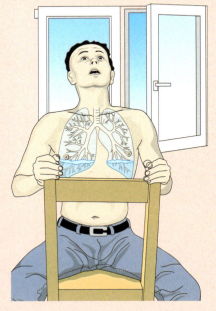

kammer nicht mehr die normale Blutmenge in den Kreislauf pumpen kann, staut sich das Blut vor dem linken Vorhof und von da aus zurück in die Lungengefäße. Bei einer bestimmten Druckerhöhung sickert Flüssigkeit durch die Wände dieser Adern in die Lunge; der Patient leidet unter Atemnot und ständigem Hustenreiz. In diesem Zustand kann er nicht mehr flach liegen, sondern muss auch nachts mit erhöhtem Oberkörper – oder womöglich sitzend im Sessel – schlafen. Gleichzeitig besteht wegen der schlechten Durchlüftung der Lungenbläschen die Gefahr einer Lungenentzündung, der sogenannten *Stauungs-Pneumonie* – eine gefürchtete Komplikation für ein ohnehin geschwächtes Herz.

**MATTEN HERZEN
KANN MAN HELFEN**

Selbstverständlich leidet auch die **Muskulatur** unter der eingeschränkten Herzfunktion. In dem Maße, in dem der Patient sich schont, nicht mehr Sport treibt, keine Treppen mehr steigen mag – oder steigen kann –, verlieren die Muskeln an Kraft und Ausdauer.

Nur Mut! Matten Herzen kann man helfen!

Frau Berger aus unserer Geschichte und die vielen anderen Patienten mit einer neu entdeckten Herzschwäche wollen natürlich genau wissen, worauf es jetzt ankommt. Müssen sie ihr Leben komplett anders gestalten? Welche Medikamente sind wichtig – oder sogar unentbehrlich – für sie? Was können sie selbst tun, um ihrem Herzen zu helfen? Natürlich brauchen sie einen guten Partner, um diese Fragen zu beantworten. Meistens wird das ein Herzspezialist (Kardiologe) oder ein Internist oder auch ein Hausarzt mit viel Erfahrung in Herzkrankheiten sein.

Am Anfang jeder Therapie stehen folgende grundsätzliche Fragen:

- **Welche Ursache** hat meine Herzschwäche – und gibt es Möglichkeiten, die Ursache zu beheben?
  Wenn man die Ursache nicht beseitigen kann – zum Beispiel durch die Operation einer defekten Klappe oder eine Bypass-Operation bei verengten Herzkranzgefäßen –, dann ist die zweite Frage:
- **Welche Art** von Herzinsuffizienz liegt bei mir vor? Fehlt es dem Herzmuskel an Kraft oder kann er sich nicht mehr genügend entspannen?
- **Wie ausgeprägt** ist meine Herzschwäche? Leicht? Mittel? Oder womöglich schwer?

Erst wenn diese Fragen geklärt sind, können Sie zusammen mit Ihrem Arzt die optimale Therapie entwickeln und dabei erfahren, was Sie selbst tun können, um Ihr Herz wieder auf Trab zu bringen.

KAPITEL 2
DAS SCHWACHE HERZ

Medikamente einnehmen – aber sicher!

Erst einmal ein dickes Lob der Pharmaindustrie! (Sie haben richtig gelesen: Da sind nicht nur Geschäftemacher am Werk, sondern auch hervorragende Wissenschaftler, die versuchen, Krankheiten auf neuartige Weise zu bekämpfen. Unsere so wunderbar gestiegene Lebenserwartung verdankt sich nicht zuletzt solchen Forschern – aber natürlich auch einer gesünderen Lebensweise.) Gegen Herzschwäche wurde in den letzten Jahrzehnten eine Reihe von innovativen Mitteln auf den Markt gebracht, die jeweils genau auf das Problem abzielen, das der Krankheit zugrunde liegt.

> *Die zuverlässige Einnahme der verordneten Medikamente ist eine wesentliche Voraussetzung für das Wohlbefinden von Herzpatienten.*

Während man nämlich früher vor allem versuchte, das müde Herz anzutreiben und es dabei oft noch mehr überforderte, versuchen moderne Medikamente, das Organ auf vielfältige Weise zu entlasten und ihm dadurch die Chance zu geben, sich zu erholen.

Heute gilt deshalb:

1. Den Widerstand verringern, gegen den das Herz anpumpen muss. Das wird durch Mittel erreicht, die den Blutdruck senken und den Körper entwässern.
2. Das Herz gegen körpereigene Stresshormone abschirmen, die normalerweise das Herz antreiben. Mittel der Wahl sind dabei die Betablocker (siehe Kasten S. 51).
3. Den Herzrhythmus stabilisieren und dafür sorgen, dass das Herz langsam genug schlägt, damit eine optimale Füllung der Herzkammern erreicht wird. Manchmal muss man dafür Medikamente mit einem Herzschrittmacher kombinieren.
4. Falls ein gleichmäßiger Rhythmus nicht herzustellen ist, zum Beispiel bei chronischem Vorhofflimmern, werden blutverdünnende Medikamente nötig, um zu verhindern, dass sich Gerinnsel bilden, die dann in den Blutstrom gelangen und womöglich einen Schlaganfall verursachen (siehe Kapitel 3, Seite 88).

MATTEN HERZEN KANN MAN HELFEN

▶ DIE WICHTIGSTEN MEDIKAMENTE BEI HERZSCHWÄCHE

ACE-Hemmer senken den Blutdruck, schützen den Herzmuskel. Nebenwirkungen: Bei ca. 15 Prozent der Patienten kommt es zu einem lästigen Reizhusten. Dann muss man die Mittel durch Sartane ersetzen.

AT1-Blocker (Sartane) wirken ähnlich wie ACE-Hemmer. Erweitern die Blutgefäße.

Betablocker legen sich wie ein Filter vor das Herz und bewahren es vor den antreibenden Hormonen (z.B. Adrenalin) bei Aufregung und Stress, das heißt, sie senken Blutdruck und Pulsschlag. Nebenwirkungen: Sie dürfen bei Herzschwäche nur in ganz geringer Dosierung verschrieben werden, um das Herz nicht zu stark zu bremsen.

Diuretika entwässern den Körper und entlasten dadurch das Herz. Nebenwirkungen: Einige Präparate verändern den Mineralgehalt des Blutes, dadurch kann es zu Rhythmusstörungen oder Wadenkrämpfen kommen. Regelmäßige Laborkontrollen sind deshalb wichtig.

Blutverdünnende Mittel wie beispielsweise Marcumar oder Dabigatran verhindern, dass sich bei unregelmäßigem Herzschlag Gerinnsel im Herzen bilden, die dann womöglich in die Gehirnarterien gelangen und dort einen Schlaganfall auslösen. Nebenwirkungen: Die Blutungsneigung steigt. Besonders bei Marcumar muss man auf eine ganz genaue Einstellung achten.

Digitalis und ähnliche Mittel werden heute nur noch selten eingesetzt, meist zur Rhythmusstabilisierung. Sie erhöhen den Sauerstoffbedarf des Herzmuskels – eine unerwünschte Nebenwirkung bei Herzschwäche.

KAPITEL 2
DAS SCHWACHE HERZ

Neue Erkenntnis: Bewegung stärkt ein schwaches Herz

Lange Zeit lautete der beschwörende Ratschlag für Patienten mit einer Herzinsuffizienz: *Schonen Sie sich!* Der Grundgedanke, das Herz zu entlasten, und zwar durch Vermeidung von körperlicher

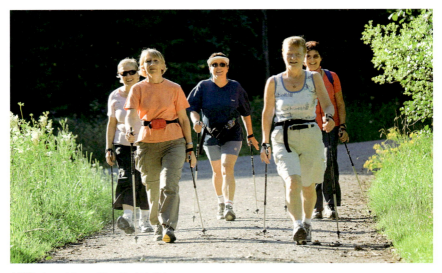

Hilft dem Herz: Nordic Walking

Anstrengung, schien eigentlich einleuchtend. Inzwischen ist man aber zu völlig anderen Erkenntnissen gekommen. Es stellte sich nämlich heraus, dass sich das »Schonen« negativ auf die Muskeln und Arterien der Patienten auswirkte. Die Muskelmasse des Körpers, die bei einer Herzschwäche wegen der verringerten Sauerstoffzufuhr ohnehin abnimmt, wird durch den Mangel an Aktivität und Bewegung weiter reduziert. Außerdem verlieren die einzelnen Muskelzellen an Energie, sodass der ganze Mensch mit der Zeit immer kraftloser wird. Für die Patienten bedeutet das, dass es ihnen schadet, wenn sie den größten Teil des Tages im Lehnstuhl oder auf dem Sofa verbringen. Sie müssen dann nachweislich öfter zur Behandlung ins Krankenhaus und sterben deutlich früher.

Diese Einsicht brachte kreative Kardiologen auf die Idee, ihren

MATTEN HERZEN KANN MAN HELFEN

Patienten ein vorsichtiges Belastungsprogramm zu empfehlen. Zunächst erntete man damit unter den Kollegen nur Kopfschütteln. Aber die Studien, die an einer Herzklinik in London begannen, dann auch an den Herzzentren in Leipzig und Göttingen sowie an vielen anderen Kliniken in aller Welt durchgeführt wurden, zeigten eindeutig, dass Patienten, die ein gemäßigtes körperliches Trainingsprogramm absolvierten, erstaunliche Besserungen erlebten. Bedingung war selbstverständlich, dass der Grad der Belastung individuell festgelegt und nur langsam gesteigert wurde – wobei man bei Fällen von schwerer Herzinsuffizienz sehr bald an die Grenzen dieser Methode kam. Bei allen anderen aber funktionierte sie bestens. Zu den positiven Wirkungen zählte, wie erwartet, eine deutliche Zunahme der Muskelkraft. Aber auch die Blutgefäße – die Arterien – erweiterten sich unter der Belastung und konnten die Organe besser versorgen. Blutdruck und Entzündungszeichen nahmen ab, das Herz schlug langsamer, was wiederum die Füllung der Herzkammern begünstigte.

Vorsichtiges Ausdauertraining verbessert die Leistungsfähigkeit von geschwächten Herzen.

Am interessantesten aber schien den Wissenschaftlern, dass sich die *diastolische* Herzschwäche, also die krankhaft verminderte Elastizität der Herzwände, durch das leichte Ausdauertraining deutlich gebessert hatte (siehe auch Seite 54). Das war nun eine großartige Nachricht, denn gerade diese Art der Herzleistungsschwäche ist durch andere Maßnahmen und Medikamente nur schwer zu beeinflussen.

Als man nach einigen Jahren alle verfügbaren Untersuchungen zusammen auswertete, stellte sich heraus, dass nicht nur die Krankenhausaufenthalte, sondern auch die Zahl der Todesfälle bei diesen Patienten um ca. 30 Prozent abgenommen hatten.[6]

---

6 Informationen der Deutschen Herzstiftung e. V.: Das schwache Herz, Ausgabe Oktober 2009, S. 48

KAPITEL 2
DAS SCHWACHE HERZ

▶ STRAMPELN? WALKEN? SPAZIERENGEHEN?

Als Erstes gilt: immer mit der Ruhe! Erst muss Ihr Kardiologe feststellen, wie stark Sie sich überhaupt belasten dürfen und wie stark Ihr Herzschlag bei einer solchen Belastung ansteigen darf. (Selbstverständlich müssen Sie vor dieser Untersuchung Ihre Medikamente eingenommen haben.) Es ist auch keinesfalls egal, welche sportliche Aktivität Sie ausüben. Sicher, das Training muss Ihnen Spaß machen – sonst bleiben Sie bestimmt nicht dabei. Aber Sie profitieren am meisten von einer Sport- oder Bewegungsart, die nicht mit momentanen starken Anstrengungen (wie Kniebeugen, Liegestütze etc.) verbunden ist, sondern eher eine sanfte, aber zügige

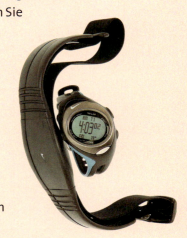
Pulsmesser

leichte Dauerbelastung bietet, also Radfahren in der Ebene (oder auf Ihrem Heimtrainer), Wandern (ohne große Höhenunterschiede), Walking – mit oder ohne Stöcke –, Skilanglauf (falls Sie diese Sportart beherrschen und nur unter einer leichteren Herzschwäche leiden) oder einfaches Spazierengehen in einem Tempo, bei dem es Ihnen warm wird, Sie aber nicht außer Atem kommen. Mit dem Schwimmen ist es etwas schwieriger: Der Wasserdruck von außen kann eine zusätzliche Belastung für das Herz bedeuten. Deshalb sollte Ihr Arzt unbedingt sein Einverständnis geben, bevor Sie – sehr langsam! – ins (nicht zu kalte!) Wasser steigen. Und am Anfang nur da schwimmen, wo Sie auch stehen können.

Sehr nützlich für Ihre sportlichen Aktivitäten ist ein Pulsmesser, an dem Sie ablesen können, ob Sie sich noch im erwünschten Ausmaß belasten. Ebenfalls hilfreich ist eine gewisse eigene Körperintelligenz, die Ihnen »Stopp« signalisiert, sobald Sie des Guten zu viel tun. Auf diese innere Stimme sollten Sie unbedingt hören.

MATTEN HERZEN KANN MAN HELFEN

Und wissen, dass auch leichte und kurze Trainingseinheiten Ihrem Herzen bereits außerordentlich nützen. Die Deutsche Herzstiftung e.V. (die übrigens hervorragende Informationsbroschüren für Patienten herausgibt)[7] empfiehlt bei stark eingeschränkter Herzleistung ein »Intervalltraining« mit kurzen (30 Sekunden) Belastungs- und doppelt so langen (also 60 Sekunden) Erholungsphasen. Schon dadurch wird die Muskulatur gestärkt.

Die Herzaktion optimieren

Eine tückische Eigenschaft des geschwächten Herzens ist seine Neigung zu Rhythmusstörungen. Das gilt vor allem, wenn das Herz sich erweitert hat und die inneren Abläufe nicht mehr stimmen. Tückisch, weil durch Unregelmäßigkeiten des Herzschlags die Leistung weiter abnimmt, während andererseits ein schwaches, »ausgeleiertes« Herz zu komplizierten Störungen der elektrischen Erregungswelle neigt. Im schlimmsten Fall wird daraus ein lebensbedrohliches Kammerflimmern (siehe auch Kapitel 3, Seite 90).

Melden Sie sich bei einer der vielen Herzsportgruppen an!

Probleme gibt es vor allem, wenn die Reizleitung, also der Weg, den der elektrische Impuls vom natürlichen Schrittmacher bis zur linken Kammer zurücklegen muss, irgendwo blockiert ist. (Die Ärzte sprechen dann von einem *kompletten Linksschenkelblock*.) Das Signal wird in diesem Fall nur über Umwege zur Kammermuskulatur geleitet und kommt dort zu spät an. Folge der Verzögerung ist ein schlecht koordiniertes Pumpen der beiden Kammern, die sich gegenseitig anrempeln und behindern – und damit noch weniger leisten.

Meiden Sie bei Herzschwäche körperliche Anstrengung im Hochgebirge – der Sauerstoffgehalt der Luft ist dort zu gering!

Da kam es fast einer Revolution gleich, als man vor einigen Jahren auf dem größten internationalen Kardiologischen Kongress in Or-

---

7 Deutsche Herzstiftung e.V., Vogtstr. 50, 60322 Frankfurt/Main; www.herzstiftung.de

KAPITEL 2
DAS SCHWACHE HERZ

lando, USA, neue Studien präsentierte, die bewiesen, dass es gelungen war, diese Koordinationsstörung abzustellen und den Patienten dadurch eine bessere Lebensqualität zu verschaffen. Das Geheimnis bestand in der Implantation eines neuartigen Schrittmachers, der nicht nur – wie sonst üblich – die Muskulatur im rechten Vorhof und in der rechten Kammer stimulierte, sondern gleichzeitig durch ein zusätzliches »Kabel« auch an die linke Kammer so rechtzeitig einen elektrischen Impuls abgab, dass beide Kammern wieder wunderbar synchron arbeiteten. Die Herzpumpe war damit wieder genau eingestellt.

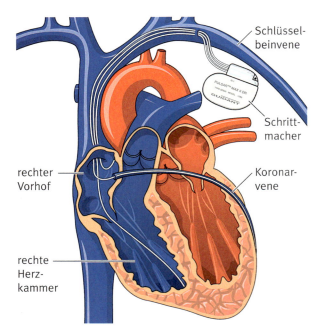

Resynchronisationstherapie: Durch den Schrittmacher werden beide Kammern gleichzeitig stimuliert und können sich synchron zusammenziehen.

Diese Methode wird allerdings nur bei Patienten mit einer schweren Herzinsuffizienz (Klasse III oder IV) angewendet, die trotz Medikamenten weiterhin unter Atemnot und Leistungsabfall leiden. Außerdem hat die Technik nur bei etwa zwei Dritteln der Kranken dauerhaften Erfolg. Warum das so ist und wer am ehesten davon profitieren kann, daran wird derzeit noch geforscht.

Ein Stromstoß, der Leben rettet

Sie hängen inzwischen fast überall, die *Defibrillatoren* – kurz »Defis« –, in Bahnhofshallen, in den Foyers von Konzert- und Versammlungssälen, in Werkshallen und vielen öffentlichen Ge-

MATTEN HERZEN KANN MAN HELFEN

bäuden. Ein Segen für Herzkranke, die wegen schwerer Herzrhythmusstörungen plötzlich ohnmächtig umfallen. Leider trauen sich viele Leute noch immer nicht, diese Instrumente zur Rettung der Ohnmächtigen einzusetzen, obwohl die Handhabung denkbar einfach ist und jeder Handgriff vorgegeben wird.

Wie wirkt ein Defibrillator? Er analysiert blitzschnell die Herztätigkeit des Patienten. Wenn er überhaupt keine Aktion oder nur ein völlig ungeordnetes Krampfen oder Zittern des Herzmuskels, das sogenannte Kammerflimmern, registriert, gibt er den Befehl, einen Stromstoß, also einen Elektroschock über zwei Elektroden, auszulösen. In vielen Fällen genügt dieser eine Stromstoß, um das Durcheinander zu beenden und wieder einen normalen Puls zu erzeugen. Dadurch wird der Kreislauf stabilisiert, die Organe, auch das Gehirn, werden wieder ausreichend mit Blut versorgt, und der Patient erholt sich.

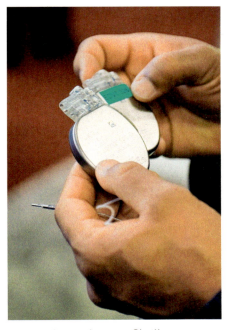

Der implantierbare Defibrillator sendet bei Bedarf einen Stromstoß, der den Rhythmus normalisiert.

Seit einiger Zeit kann man solche lebensrettenden Stromstöße nicht nur von außen, sondern auch mittels eines unter die Haut implantierten winzigen Defibrillators erzeugen. Der große Vorteil: Er arbeitet immer und überall, egal, wo sich der Risikopatient gerade aufhält. Durch die extreme Verkleinerung von Computerchips ist so ein Gerät – kaum größer als ein »normaler« Schrittmacher – tatsächlich in der Lage, den über Sonden bzw. Elektroden daran angeschlossenen Herzmuskel in seiner Funktion ständig zu überwachen. Bei Bedarf erzeugt es dann innerhalb von Sekunden durch einen winzigen Generator die nötige Spannung und gibt einen entsprechenden Stromstoß ab, der

KAPITEL 2
DAS SCHWACHE HERZ

lebensrettend sein kann. Bei einem zu langsamen Herzschlag fungiert der Defibrillator als Schrittmacher und gibt dem Herz den Rhythmus vor.

Es versteht sich von selbst, dass nur Patienten mit einem sehr schwachen Herzen, bei denen ein hohes Risiko einer gefährlichen Rhythmusstörung besteht, ein solches Gerät benötigen. Zumal es von Zeit zu Zeit vorkommen kann, dass der Defi sich »vertut« und eine harmlose Muskelspannung des Zwerchfells missversteht und losschießt, obwohl gar keine Gefahr besteht. Aber diese Episoden sind selten und werden von den Patienten trotz des nicht gerade angenehmen »Schocks« in den meisten Fällen bereitwillig in Kauf genommen, weil sie sich mit ihrem Überwachungsgerät sicherer fühlen. (Mehr über Defibrillatoren lesen Sie auch in Kapitel 3, ab Seite 85.)

Ein schwaches Herz – wie geht es weiter?

Frau Berger sitzt ihrem Hausarzt gegenüber. Er lobt sie, weil der Blutdruck jetzt prima eingestellt ist, weil sie zwei Kilogramm abgenommen hat und weil sie ein leichtes körperliches Training angefangen hat. Regelmäßig?, will der Doktor wissen. Na ja, vielleicht nicht täglich, aber sie hat sich angewöhnt, fast jeden Abend noch einen größeren Spaziergang zu machen. Und ihren Mann hat sie auch dazu überredet.

Außerdem hat sie sich mit einer Freundin verabredet, es einmal in der Woche beim Turnverein gleich um die Ecke mit dieser chinesischen Gymnastik, Tai-Chi, zu versuchen.

Und wie fühlt sie sich bei körperlicher Anstrengung? Besser. Die Treppen zur Wohnung ihrer Tochter kommt sie wieder gut hinauf – ohne Pausen einlegen zu müssen.

So weit, so gut. Dennoch kommt es dem Arzt vor, als sei seine Patientin nicht so zufrieden, wie sie eigentlich sein könnte.

Also – was ist los?

Es stellt sich heraus, dass Frau Berger doch sehr verunsichert und deprimiert ist. Sie hat Informationen gesammelt und dabei Auskünfte über das angeblich ständige Fortschreiten ihrer Krankheit

MATTEN HERZEN KANN MAN HELFEN

erhalten, die sie erschreckt haben. Seither grübelt sie oft darüber nach, wie es sein wird, wenn die Herzschwäche zunimmt, wenn sie ihren Mann nicht mehr versorgen und ihre Enkelkinder nicht mehr betreuen kann, wenn man sie immer wieder ins Krankenhaus einweisen muss. Auch über den Tod hat sie nachgedacht. Ihre Familie will sie mit solchen Gedanken nicht belasten, aber sie kann sie nicht vertreiben, jedenfalls nicht immer.

Wussten Sie, dass jährlich Medikamente im Wert von 2,3 Milliarden Euro auf dem Müll landen, weil Patienten nicht »therapietreu« sind und sie nur kurze Zeit nehmen?

Der Doktor seufzt. »Das passiert leider, wenn man weiß der Teufel wen befragt, das Internet eingeschlossen, statt mit seinem Arzt zu reden.« Und dann beruhigt er sie: Ihr Herz sei gar nicht schwer geschädigt. Es werde sich jetzt sicher noch weiter erholen und noch viele Jahre tadellos arbeiten, immer vorausgesetzt, dass sie zuverlässig ihre Medikamente nimmt, sich richtig ernährt – mit wenig tierischen Fetten und viel Gemüse – und ein leichtes, aber regelmäßiges körperliches Ausdauertraining macht. Und in engmaschiger ärztlicher Kontrolle bleibt.

»Also brauche ich vorerst keine Herztransplantation?«, versucht sie zu scherzen.

Die Transplantation eines Spenderherzens, erklärt ihr der Arzt, ist tatsächlich die einzige lebensrettende Möglichkeit, wenn das eigene Herz endgültig versagt (siehe Kapitel 6, Seite 182). Bis es so weit kommt, können die Ärzte aber viele andere Maßnahmen zur Stabilisierung des Kreislaufs vornehmen oder eines dieser neuesten Geräte implantieren, zum Beispiel einen Spezial-Schrittmacher oder eine Mini-Pumpe zur Unterstützung des Herzens (siehe auch Seite 57). Außerdem sind derzeit neue Medikamente in der Erprobung, die insbesondere die Muskelkraft des Herzens verbessern sollen. Und schließlich hat man nach wie vor die große Hoffnung, dass es demnächst gelingt, durch besondere Stammzellen zu erreichen, dass der geschwächte Herzmuskel sich regeneriert.

> **▶ VORSICHT! MEDIKAMENTE, DIE EINE HERZSCHWÄCHE VERSTÄRKEN KÖNNEN**
>
> Es gibt Arzneimittel, von denen man weiß, dass sie eine vorhandene Herzinsuffizienz negativ beeinflussen können. Ihr Arzt ist da sicher vorsichtig. Aber auch Sie sollten darüber Bescheid wissen. Hier ein paar wichtige Beispiele:
>
> – Entzündungshemmende Rheuma- bzw. Schmerzmittel wie *Diclofenac*, *Ibuprofen* und vor allem die *Cox 2-Hemmer (Celebrex®, Arcoxia®)*. Die Einnahme über einige Tage ist unbedenklich, aber als Dauermedikation sind sie zu meiden.
> – Bestimmte Mittel gegen Depressionen wie *Lithium* und *trizyklische Antidepressiva*.
> – Einige Blutdruckmittel, zum Beispiel *Calcium-Antagonisten (Diltiazem, Verapamil)* oder *Minoxidil*.
> – Auch gewisse Medikamente gegen Herzrhythmusstörungen *(Flecainid, Propafenon)*.
> – Einige Krebsmittel, vor allem *Doxorubicin*, *Herceptin* oder *Cyclophosphamid*.

Was kann ich noch, was darf ich noch?

Wenn die Ärzte eine Herzschwäche festgestellt haben, dann muss der Betroffene möglicherweise in seinem Leben gewisse Änderungen vornehmen. Bei einer milden Form der Erkrankung ist die Lebensqualität wohl nur minimal eingeschränkt, das heißt, man darf weiterhin Sport treiben – wenn auch keinen zu wilden wie Fallschirmspringen oder Marathonlaufen –, Sex haben und unbesorgt in Flugzeuge oder in die Sauna steigen. Für schwerer Betroffene aber gelten bestimmte Vorsichtsmaßregeln (die im Einzelfall immer vom behandelnden Arzt festgelegt werden sollten).

Sauna Der längere Aufenthalt in der heißen Luft, womöglich noch mit Reisigschlagen, und danach die starke Abkühlung im kalten Wasser mag ein toller Anreiz für das Immunsystem sein – für

MATTEN HERZEN KANN MAN HELFEN

Herzgeschwächte ist das definitiv zu belastend und damit gefährlich. Besser wäre da, sich im eigenen Bad eine Art Sauna-Ersatz anzugewöhnen: Wechselduschen, also länger heiß duschen, dann kalt – und das ein paar Mal wiederholen.

Sex Sie brauchen auch als Herzpatient keineswegs auf Sex zu verzichten. Aber die Techniken, die Sie dabei anwenden, sollten nicht zu anstrengend sein. Und vorher sollten Sie bei Ihrem Arzt einen Belastungstest auf dem Ergometer durchgeführt haben. Wenn Sie ohne Probleme, das heißt ohne Rhythmusstörungen und überhöhte Blutdruckwerte, 75 bis 100 Watt über einen Zeitraum von drei Minuten schaffen, dann gehen Sie kein besonderes Risiko ein. In den ersten Wochen nach einem Herzinfarkt wird Ihnen Ihr Doktor dieses Vergnügen allerdings zunächst einmal verbieten.

Fliegen Das Problem liegt zum einen am veränderten Luftdruck in der Kabine, der ungefähr dem auf einem Berg von 2500 Metern Höhe entspricht. Das bedeutet, dass der Sauerstoff in der Kabinenluft nur noch mit 70 Prozent der Kraft, die er am Boden hat, in die Zellen eindringen kann. Wenn ein Organ ohnehin nicht optimal mit Blut und Sauerstoff versorgt wird, zum Beispiel bei einer koronaren Herzkrankheit, kann die Situation dadurch kritisch werden. Die meisten guten Airlines können ihren Fluggästen bei Bedarf allerdings zusätzlich Sauerstoff anbieten.

Die zweite Veränderung betrifft den Feuchtigkeitsgehalt der Flugzeugluft. Während bei uns normalerweise 50 bis 60 Prozent Luftfeuchtigkeit herrschen, sind es im Flieger nur ca. 10 Prozent. Das heißt, dass wir bei einem Langstreckenflug ziemlich austrocknen. Das wiederum kann eine gewisse Eindickung und schlechtere Fließeigenschaften des Blutes zur Folge haben – sofern wir nicht während des Fluges konsequent genügend Wasser trinken. Aber Vorsicht! Zu viel Flüssigkeit könnte Ihr Herz auch belasten. Vor langen Flugreisen sollten Sie sich deshalb mit Ihrem Arzt beraten.

KAPITEL 2
DAS SCHWACHE HERZ

Reiseziele Der gesunde Menschenverstand sagt Ihnen ohnehin, dass man als Reisender mit einem nicht ganz gesunden Herzen auf einige Ziele oder Urlaubsaktivitäten verzichten sollte. Zum Beispiel auf Trekken, Tauchen und Aufenthalte in extremen Höhenlagen (Anden, Himalaya). Desgleichen auf einen reinen Strandurlaub bei großer Hitze. Und man sollte nicht in ein Land ohne gute medizinische Versorgung fahren. Wobei man sich täuschen kann: Viele Länder, von denen Sie es nicht annehmen würden, haben hervorragende Ärzte und ein hohes medizinisches Niveau. Allerdings hapert es oft an guten Medikamenten. Am besten erkundigen Sie sich schon zu Hause nach Adressen von Konsulaten und Ärzten in Ihrem Ferienland.

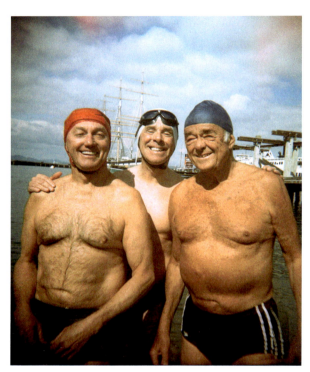

Auch als Patient mit einer Herzschwäche können Sie tolle Reisen unternehmen.

Wichtig: Packen Sie Ihre Medikamente unbedingt ins Handgepäck. Wo Ihre Koffer landen, ist nämlich nie ganz vorhersehbar.

KAPITEL 3

DAS UNRUHIGE HERZ

Wie entstehen Herzrhythmusstörungen? Was bedeuten sie? Spürt man als Patient etwas davon? Sind Herzrhythmusstörungen gefährlich? Das alles sind wichtige Fragen. Beantworten wir sie der Reihe nach.

Herzrhythmusstörung ist ein Oberbegriff für eine Vielzahl von Veränderungen des Herzschlags: vom harmlosen gelegentlichen »Stolpern« bis zu akut lebensbedrohlichen Zuckungen der Kammern, dem »Kammerflimmern« (bei dem kein Blut mehr gepumpt wird und der Kreislauf zusammenbricht), vom schnellen Herzjagen (medizinisch *Tachykardie* genannt) bis zu langsamer, manchmal allzu langsamer Herzaktion (*Bradykardie*).

Warum schlägt unser Herz überhaupt so unterschiedlich? Kann es nicht einfach ruhig und gleichmäßig arbeiten? Das kann es nicht – und es wäre auch nicht gut für uns.

Schon wenn Sie eine kurze Strecke rennen, sagen wir 50 oder 100 Meter, um die heranfahrende Trambahn noch zu erreichen, können Sie an Ihrem Puls fühlen, dass Ihr Herz deutlich rascher pocht (es sei denn, Sie sind ein Leistungssportler, dessen Puls sich durch eine solch lächerliche Belastung nicht aus der Ruhe bringen lässt). Ihr Herz dagegen – und auch meines – schlägt in dieser Situation schneller, weil die Muskeln für kurze Zeit mehr leisten müssen und dafür mehr Energie, also mehr Sauerstoff und Nährstoffe benötigen. Wir erleben ständig, oft von einer Minute zur anderen, diese Variabilität des Herzschlags – das heißt die Anpassung der Pumpleistung an den jeweiligen Bedarf, egal, ob wir Treppen

KAPITEL 3
DAS UNRUHIGE HERZ

steigen, tanzen, Tennis spielen, Sex haben, fernsehen oder schlafen. Wobei der Schlaf auch dem Herzen Ruhe schenkt, weil es dabei langsamer schlagen darf.

Der andere Steuerungsmotor des Herzschlags ist die Seele. Bei Aufregung, egal ob aus Wut oder Freude, wird vermehrt Adrenalin an das Blut abgegeben, und dieses Hormon regt ein bestimmtes Nervensystem – den *Sympathicus* – an, der auch das Herz antreibt. Andere Nervenfasern – die *parasympathischen* – sorgen wiederum dafür, dass das Herz nicht zu sehr losjagt. Wenn ein starkes Ungleichgewicht zwischen diesen Impulsen besteht, kann es zu bösen Folgen kommen, nämlich zu einer Schockstarre des Herzens (siehe Kapitel 4, Seite 98).

Ein gesundes Herz kann sich an die akuten Bedürfnisse des Körpers anpassen.

Gleichzeitig gibt es eine Reihe von anderen Störungen im Körper, die den Herzschlag beeinflussen: Bei einer Überfunktion der Schilddrüse beispielsweise treiben deren Hormone das Herz wie mit einer Peitsche an, bei einer Unterfunktion geht der Puls dagegen extrem langsam. Wenn jemand bei einem Unfall verletzt wird und einen Blutverlust erleidet oder aus anderen Gründen blutarm (*anämisch*) ist, versucht der Körper, die für den Sauerstofftransport fehlenden roten Blutkörperchen durch einen schnelleren Herzschlag zu kompensieren. Auch bestimmte Tumore können durch ihre Hormonproduktion das Herz antreiben. Oft ist dann der schnelle Herzschlag ein Hinweis auf eine solche Krankheit (z.B. Phäochromozytom). Und dass man bei Fieber einen rascheren Puls hat, haben wir alle schon gespürt.

Sauerstoffmangel lässt das Herz schneller schlagen.

Wie gefällt Ihnen das folgende Gedicht? Es stammt von dem Schweizer Schriftsteller und Lyriker Conrad Ferdinand Meyer (1825–1898) und bezieht sich auf besondere »Herzrhythmusstörungen«:

HERZRHYTHMUS-STÖRUNGEN

Unruhige Nacht

Heut ward mir bis zum jungen Tag
Der Schlummer abgebrochen,
Im Herzen ging es Schlag auf Schlag
Mit Hämmern und mit Pochen.

Als trieb sich eine Bubenschar
Wild um in beiden Kammern,
Gewährt hat, bis es Morgen war,
Das Klopfen und das Hammern.

Nun weist es sich bei Tagesschein,
Was drin geschafft die Rangen:
Sie haben mir im Herzensschrein
Dein Bildnis aufgehangen![8]

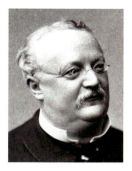

C. F. Meyer

Herzrhythmusstörungen: Jagen und Stolpern

Im ersten Kapitel habe ich Ihnen schon kurz erklärt, wie die elektrischen Impulse das Herz steuern (siehe Seite 16). Der Sinusknoten im rechten Vorhof ist sozusagen der Generator, also der Schrittmacher. Von ihm aus breiten sich die Erregungswellen zunächst in den Vorhöfen und dann über den AV-(A̱trio-V̱entrikulären)Knoten bis in die Muskelzellen der beiden Kammern aus. Störungen gibt es sowohl in der *Reizbildung* als auch an den *Reizleitungen*.

Anfallsweises Herzrasen

Der Beginn ist typisch: Aus heiterem Himmel, ohne erkennbaren Anlass, empfindet man plötzlich ein merkwürdig unsicheres Ge-

---

[8] Conrad Ferdinand Meyer: Sämtliche Werke, Bd. 2, Deutscher Taschenbuch Verlag, München 1976

KAPITEL 3
DAS UNRUHIGE HERZ

fühl, Schwindel, manchmal Druck auf der Brust, Atemnot. Die Symptome können sich steigern – bis hin zur Ohnmacht –, oder sie können nach kurzer Zeit wieder verschwinden, als sei nichts gewesen. Gelingt es, während eines solchen Anfalls ein EKG zu schreiben, dann erkennt der Arzt mühelos die Ursache für diese beunruhigenden Zustände: **Herzrasen**, medizinisch *paroxysmale Tachykardie* (»paroxysmal« bedeutet »anfallsweise«, »Tachykardie« ist wie gesagt der schnelle Herzschlag). Der Puls kann sich dabei auf bis zu 200 Schläge pro Minute beschleunigen. Die Anfälle treten bei Menschen auf, die eigentlich ein gesundes Herz haben – nur dass da im elektrischen System einige Leitungen von Geburt an »falsch verlegt« sind. Es handelt sich dabei entweder um

– zusätzliche kleine Schrittmacher, die an falschen Stellen des Herzens plötzlich Stromstöße abgeben, oder um
– einen falsch gepolten AV-Knoten, der Impulse in unterschiedlicher Geschwindigkeit abgibt, sodass ein Teil der Signale wieder zurückgeleitet wird und in einem ständigen Kreislauf dauernd neue Reize auf den Herzmuskel ausübt (Fachausdruck: Re-Entry-Tachykardie). Oder aber
– es gibt zusätzliche »geheime« Leitungsbahnen zwischen den Vorhöfen und Kammern.

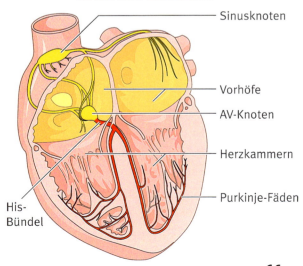

Viele der meist jüngeren Patienten kennen Tricks, mit denen sie diesen Zustand beeinflussen können. Im Prinzip sind es Maßnahmen, die den *Parasympathicus* oder *Vagusnerv* stimulieren, also die Nerven, die das Herz bremsen: ein Glas eiskaltes Wasser rasch trinken oder tief einatmen und die Luft

HERZRHYTHMUSSTÖRUNGEN

anhalten, während man gleichzeitig die Bauchmuskeln anspannt (wie zum Stuhlgang presst). In vielen Fällen springt die Herzaktion danach wieder in den Normalrhythmus um. Es gibt noch andere Manöver, aber die sind nicht ganz ungefährlich und sollten Ihnen von Ihrem Arzt erklärt werden.

Bei einer Reihe von Patienten mit Herzrasen nützen solche Maßnahmen jedoch nichts. Wenn die Anfälle häufig kommen, lange andauern und so dramatisch sind, dass die Lebensqualität darunter leidet (weil sie beispielsweise nicht mehr Auto fahren dürfen oder womöglich schon einmal in Ohnmacht gefallen sind), dann muss ein Kardiologe etwas dagegen unternehmen.

»Etwas unternehmen« bedeutet zunächst einen Versuch mit Medikamenten. Ich betone ausdrücklich »Versuch«, weil die Mittel (zum Beispiel bestimmte Betablocker oder *Verapamil*) nur in relativ wenigen und leichten Fällen die Anfälle zuverlässig verhindern. Zudem ist die Aussicht, immer Medikamente nehmen zu müssen, für die ja oft jüngeren Patienten nicht gerade verlockend. Also wird man nach anderen Behandlungswegen suchen. Und meistens feststellen, dass es bei dieser Art Rhythmusstörung die Chance auf eine vollständige Heilung gibt. Das funktioniert mittels Unterbrechung oder Verödung der fehlerhaften Leitungen im elektrischen System durch die sogenannte **Katheter-Ablation**.

Das elektrische System wird repariert

Kommen wir also zur Katheter-Ablation (ablatio = Abtragung, Entfernung). Zunächst einmal muss eine *elektrophysiologische Untersuchung* zeigen, warum es immer wieder zu Anfällen von Herzjagen und Schwindel kommt und an welchen Stellen die Ausbreitung der elektrischen Impulse nicht richtig verläuft. Dazu wird ein Katheter – ein dünnes Kabel – von der Leiste aus durch ein Blutgefäß zum Herzen hinaufgeschoben. Dann erfolgt über dieses Kabel ein leichter Stromstoß, der das Herz – absichtlich – zu schnellem Schlagen anregt. Dabei werden die Strukturen erkennbar, die für die Anfälle verantwortlich sind. Die optische Kontrolle der Untersuchung erfolgt dabei entweder

KAPITEL 3
DAS UNRUHIGE HERZ

▶ DER SIEGESZUG DER HERZKATHETER

Man schrieb das Jahr 1929, als der 25-jährige Student *Werner Forßmann* an der Berliner Uniklinik Charité einen Versuch wagte, der erstaunliche Folgen haben sollte. Nachdem er unter den Patienten

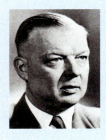

niemanden gefunden hatte, der das geplante Experiment bei sich durchführen lassen wollte, beschloss er, die Sache in einem Selbstversuch anzugehen: Er führte einen sterilen dünnen Gummischlauch durch seine Armvene und die obere Hohlvene bis hinein in die rechte Herzkammer. Ein Röntgenbild dokumentierte die Tat. Dadurch bewies er, dass man auf diesem Weg neue Erkenntnisse über den Zustand eines Herzens erlangen kann. Zunächst nahm allerdings niemand den Versuch so recht zur Kenntnis. Im Gegenteil. Sein Chef, der berühmte Ferdinand Sauerbruch, soll darüber gesagt haben: »Mit solchen Kunststücken habilitiert man sich in einem Zirkus und nicht an einer anständigen deutschen Klinik!« Immerhin bekam Forßmann für sein »Kunststück« im Jahr 1956 den Nobelpreis.

Dieser erste Herzkatheter war in der Tat eine epochale Leistung. In den Jahrzehnten, die seither vergangen sind, hat die Medizin immer

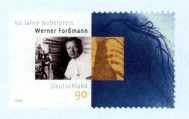

neue, immer gewagtere Varianten dieser Idee erdacht und in die Tat umgesetzt. Mithilfe der Kathetertechnik werden heute präzise Diagnosen erarbeitet, Herzkranzgefäße und andere Arterien erweitert oder mit sogenannten Stents

geschient, Klappen ersetzt, Löcher im Herz geschlossen, Gewebe entnommen und Schrittmachersonden gelegt. Seit einigen Jahren kann man mit dieser Methode auch die elektrischen Ströme innerhalb des Herzens vermessen und, wenn nötig, korrigieren.

Forßmann starb 1979 als hochgeehrter Mann. Sein Name und seine mutige Tat sind in die Geschichte der Medizin eingegangen.

HERZRHYTHMUS- STÖRUNGEN

im Röntgenbild oder mit raffinierten schwachen Magnetfeldern, die ein dreidimensionales Bild von Herz und Katheterposition erzeugen (sogenanntes *Mapping*). Wenn feststeht, dass man die zusätzlichen Leitungen gefunden hat, kann man sie über die Katheterspitze mit kurzen hochfrequenten Stromstößen »verkochen«, also für immer unterbrechen. (Eine ähnliche Technik wird auch bei einer anderen Rhythmusstörung, beim Vorhofflimmern, eingesetzt; siehe Seite 87.)

Keine Angst – das Ganze tut nicht wirklich weh! Der Patient spürt höchstens ein kurzes Brennen oder einen leichten Schmerz, aber da man ohnehin vorher ein Beruhigungs- und ein Schmerzmittel bekommt, ist die Sache gut auszuhalten. Zumal die Chance sehr groß ist, dass man auf diese Weise vom Herzjagen geheilt wird. Es gibt allerdings einige kompliziertere Fälle, bei denen vielleicht noch eine zweite Behandlung stattfinden muss, wenn bei der ersten nicht alle krankhaften Strukturen beseitigt werden konnten.

Wichtig ist – und das gilt für alle derartigen Maßnahmen –, dass ein solcher Eingriff in einem Herzzentrum mit wirklich großer Erfahrung in diesen Techniken durchgeführt wird. Ihr Hausarzt oder die Ärztekammern können Sie in dieser Sache beraten.

Herzstolpern hat jeder

Das kennen Sie wahrscheinlich auch: ein plötzliches Poch, poch, poch in der Brust – und dann nichts mehr, so als stünde das Herz still. Das tut es natürlich nicht. Aber dieses harte Klopfen hat Sie möglicherweise schon einmal beunruhigt, und Sie haben sich gefragt, was denn los sei mit Ihrer Pumpe. Hier die Lösung des Rätsels:

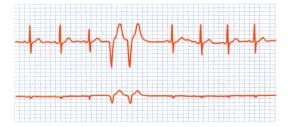

Zwischen dem normalen Rhythmus hat das Herz zwei Extraschläge gemacht. Danach kommt eine kleine Pause, in der sich die Herzmuskulatur wieder erholt.

KAPITEL 3
DAS UNRUHIGE HERZ

Extrasystolen nennt man diese Herzschläge, die zusätzlich zu einem sonst normalen Rhythmus vorkommen. Sie können vereinzelt auftreten, zu zweit, zu dritt oder gar mehrfach hintereinander (als sogenannte Salve). Ihr Auslöser kann im Vorhof liegen oder in der Kammer selbst, oder sie können *polytop* sein (poly = viel, top = der Ort), das heißt aus mehreren Bereichen des Herzmuskels kommen (das lässt sich im EKG genau beurteilen). Sie können sich jeweils mit einem regulären Schlag abwechseln (»Bigeminus«), und sie können anstelle eines Normalschlags auftreten. Verwirrend, oder?

Unregelmäßige Herzschläge können völlig harmlos sein.

Keine Angst, das alles braucht Sie nicht zu interessieren. Wichtig ist dabei nur eines: Ist das Herz, das so zu stolpern scheint, im Prinzip gesund oder ist es krank? Wir wissen nämlich, dass bei *allen* Menschen von Zeit zu Zeit zusätzliche Herzschläge, also Extrasystolen, auftreten. Das Herz »verschluckt« sich besonders gerne, wenn wir aufgeregt sind, Stress oder Ärger empfinden oder mal eine Nacht durchgefeiert haben. Wie gesagt, bei einem gesunden Organ ist das nicht dramatisch, und Ihr Arzt wird vermutlich erst einmal abwarten, bevor er irgendwelche Maßnahmen empfiehlt.

Wenn sich diese Rhythmusstörungen allerdings häufen und wenn der oder die Betroffene Symptome verspürt – Schwindel oder Atemnot –, dann sollte man doch eine weiterführende Diagnostik anstreben: eine Ergometer-Belastung, um zu sehen, ob die Störungen dabei vermehrt auftreten, und ein Langzeit-EKG, das

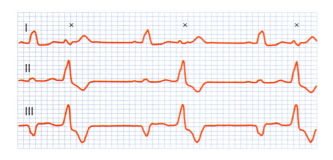

EKG: Bigeminus – auf einen Normalschlag folgt jeweils ein Extraschlag.

HERZRHYTHMUSSTÖRUNGEN

über 24 Stunden hinweg jeden Herzschlag registriert und damit dokumentiert, ob der Patient in irgendeiner Weise gefährdet ist. In diesem Zusammenhang ist auch eine Blutabnahme notwendig, um den Gehalt an bestimmten Mineralien im Blut zu kontrollieren (siehe unten).

Und selbstverständlich sind Rhythmusstörungen, die bei einem *kranken* Herz auftreten, immer sehr, sehr ernst zu nehmen, weil sich daraus auch einmal ein lebensbedrohlicher Zustand entwickeln kann (siehe Seite 90).

Im 24-Stunden-EKG kann man die Art der Rhythmusstörung erkennen.

Der Einfluss von Hormonen, Medikamenten und Mineralien

Hormone Einige Hormone, die der Körper selbst herstellt, beeinflussen den Herzschlag. Dazu gehören zum Beispiel die Schilddrüsenhormone. Werden bei einer Überfunktion des Organs zu große Mengen davon produziert, so muss das Herz schneller schlagen. Bei einer Unterfunktion hingegen ist die Herzaktion langsam und träge. Auch bei einer Überflutung des Körpers mit dem Hormon *Adrenalin*, das eine bestimmte Art von Tumor (das *Phäochromozytom*) in großen Mengen in das Blut abgibt, ist der jagende Herzschlag oft das erste Anzeichen dafür, dass etwas nicht stimmt.

Medikamente Viele Arzneimittel beeinflussen die Herzaktion. Wir haben schon von den Betablockern gesprochen, die wie ein Filter die Wirkung des antreibenden Körperhormons *Adrenalin* abblocken, das Herz also beruhigen. Andere Mittel, zum Beispiel solche, die *Theophyllin* enthalten (das oft bei Lungenkrankheiten verschrieben wird), lassen das Herz rascher schlagen. Deshalb muss der Arzt bei Rhythmusstörungen zunächst genau über die Arzneimittel Bescheid wissen, die der Patient einnimmt.

Mineralgehalt Bei Medikamenten, die den Mineralgehalt des Blutes beeinflussen, interessieren hauptsächlich Magnesium, Kalium und Kalzium. Diese Spurenelemente sind im Blut in genau definierten Mengen vorhanden und regulieren unter anderem die Erregbarkeit von Zellwänden. Dadurch können sie auch die Neigung zu Extraschlägen und anderen Rhythmusstörungen im Herzmuskel verstärken. Normalerweise nehmen wir mit einer ausgewogenen Ernährung genug von diesen Substanzen zu uns. Es gibt aber Umstände, unter denen es zu einem Mangel, speziell an Magnesium und Kalium, kommen kann. Durchfälle, starkes Schwitzen beim Sport, Fieber, Erbrechen und hoher Alkoholkonsum verändern den Blutspiegel. Alkohol entzieht dem Körper vor allem Magnesium. Die Folge sind Muskelkrämpfe, allgemeine Schwäche und, bei starkem Mineralienverlust, Unregelmäßigkeiten des Herzschlags bis hin zu bedrohlichen Störungen.

Viel hilft nicht viel! Wer Nahrungsergänzungsmittel einnimmt, tut sich meist keinen Gefallen. Jeden Tag vernünftig zu essen ist in jedem Fall besser!

Am häufigsten verlieren Patienten Kalium und Magnesium aber durch bestimmte Medikamente, die das Herz entlasten, indem sie die Harnausscheidung anregen, sogenannte Diuretika.

Zu ihnen gehören Arzneimittel mit den Wirkstoffen *Furosemid*, *Torasemid* oder *Hydrochlorothiazid*, die gerade für Herzpatienten besonders wichtig sind. Andere, für Herzkranke ebenfalls wichtige Mittel, können hingegen den Kaliumgehalt des Blutes so stark *erhöhen*, dass dadurch ebenfalls Herzrhythmusstörungen auftreten. Es handelt sich unter anderem um Medikamente mit den Wirkstoffen *Spironolacton* und *Eplerenon* sowie um *ACE-Hemmer* und *Sartane*.

Es ist deshalb unbedingt erforderlich, dass alle Patienten, die Medikamente mit diesen Wirkstoffen einnehmen, ihr Blut regelmäßig kontrollieren lassen, damit es eben nicht zur Entgleisung ihres Mineralienstoffwechsels kommt. Am wichtigsten ist dies für Patienten mit einer zusätzlichen Nierenerkrankung, weil bei ihnen auch die Ausscheidung der Medikamente gestört sein kann. Ob Sie zusätzlich Magnesium- oder Kaliumtabletten brauchen, sagt Ihnen Ihr Arzt. Sie sollten auf keinen Fall von sich aus solche Mittel einnehmen – wie denn überhaupt die wahllose Einnahme von frei verkäuflichen »pflanzlichen« oder sonstigen »stärkenden« Mittelchen gefährlich sein kann.

Dem stockenden Herzen zu Hilfe kommen

Wollen Sie einmal kontrollieren, in welchem Tempo Ihr Herz gerade arbeitet? So, wie das auch der Arzt macht? Dann legen Sie eine Uhr – am besten eine mit Sekundenzeiger – vor sich hin. Suchen Sie mit der Fingerkuppe des Mittel- und Ringfingers an der Innenseite des anderen Unterarms die Stelle, an der Sie Ihren Puls gut fühlen können. Das wird in aller Regel ein Punkt daumenseitig, in einer Kuhle zwischen Knochen und Sehne, ungefähr drei Zentimeter unterhalb des Handgelenks, sein. Gefunden? So, jetzt schauen Sie auf die Uhr und zählen genau eine halbe Minute lang jeden gefühlten Puls. Wenn Sie die Zahl dann mit zwei multiplizieren, haben Sie den Herzschlag pro Minute. (Natürlich können Sie auch eine ganze Minute messen.)

Und, wie hoch war Ihr Puls? Schlug Ihr Herz regelmäßig?

Wenn mein Herz zu langsam schlägt

Wie langsam ist »zu langsam«? Ab welcher Herzfrequenz wird es kritisch? Antwort: Es kommt darauf an. Bei einem Spitzensportler, dessen trainiertes Herz mit einmal Pumpen doppelt so viel Blut bewegt wie Ihres, darf das Herz auch langsamer schlagen: so um die 40 bis 50 Mal in der Minute. Wenn Sie kein Leistungssportler sind, sollte Ihre Herzfrequenz in Ruhe und ohne Medikamente irgendwo zwischen 60 und 84 liegen.

Plötzliche Anfälle von Schwindel oder gar eine Ohnmacht können Anzeichen dafür sein, dass das Herz zu langsam schlägt.

Unter 40 Schlägen pro Minute besteht die Gefahr, dass die Blutmenge, die das Herz in den Kreislauf schickt, nicht mehr ausreicht, um den Körper optimal zu versorgen – und das ist, in der Tat, ein kritischer Zustand.

Ein Patient, dessen Herz insgesamt zu langsam schlägt oder zwischendurch plötzlich stockt, bevor es weiterarbeitet, erlebt meistens einen Schwindelanfall oder es wird ihm »schwarz vor Augen« und er muss sich hinsetzen – Symptome, die allerdings auch bei zu niedrigem Blutdruck auftreten. Es kann aber auch sein, dass er plötzlich, von einer

KAPITEL 3
DAS UNRUHIGE HERZ

▶ EIN »MAUSSCHWÄNZIGER« PULS – WAS IST DENN DAS?

Die Ärzte im alten China waren Meister in der Beurteilung der Pulswelle eines Patienten. Das ist eine Kunst, die bis heute in der Traditionellen Chinesischen Medizin gelehrt wird. Es geht dabei nicht nur um das Herz, sondern auch um den Zustand von Lunge, Leber, Milz

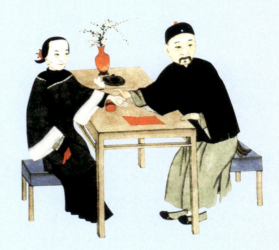

Die chinesischen Ärzte konnten allein durch das Fühlen des Pulses Herzkrankheiten diagnostizieren.

und Nieren. Die chinesische Medizin definiert 28 verschiedene Pulsarten, von »rauem Puls« bis »bohnenförmigem Puls« – der dem Gefühl ähneln soll, das man beim Betasten eines Bohnenkerns empfindet –, von »rutschigem Puls« über »Trommelpuls« und »fadenförmigen Puls« bis hin zu »kraftlosem Puls«. Dabei entdeckt man Feinheiten, die viele Rückschlüsse auf den Zustand des Herzens erlauben – Details, die wir heute allerdings mit unseren fabelhaften technischen Möglichkeiten wie EKG und Ultraschall noch viel genauer erfassen können.

Auch in der griechischen Heilkunst der Antike versuchte man, aus der Qualität der Pulswelle Rückschlüsse auf die Herzfunktion zu ziehen. Da war dann von »ameisenförmigem«, »mausschwänzigem«, »gazellenartigem« und »sägeförmigem« Puls die Rede, und mit etwas Fantasie kann man sich auch heute noch vorstellen, was die Ärzte im alten Griechenland darunter verstanden. Jedenfalls musste man als Heilkundiger damals ein feines Tastgefühl haben.

DEM STOCKENDEN HERZEN ZU HILFE KOMMEN

Sekunde zur anderen, einfach umfällt und ein paar Sekunden lang ohne Bewusstsein ist. Die Ärzte sprechen dabei von einer **Synkope** und nehmen diesen Zustand sehr ernst, weil sie den Verdacht haben müssen, dass das Herz mehrere Sekunden lang ganz ausgesetzt hat.

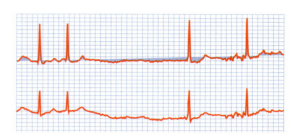

Asystolie bedeutet eine lange Pause zwischen den Herzschlägen.

Nach einer solchen Episode (und wenn geklärt ist, dass nicht womöglich ein Schlaganfall die Ursache war) muss das Herz gründlich untersucht werden. Als Erstes wird man dem Betroffenen ein 24-Stunden-EKG anlegen, das einen Tag und eine Nacht lang jeden Herzschlag aufzeichnet und Aufschluss darüber gibt, ob und warum das Herz zu langsam schlägt. Wichtig ist vor allem herauszufinden, ob die Impulse vom natürlichen Schrittmacher – dem Sinusknoten im rechten Herzvorhof – rhythmisch und im richtigen Abstand kommen oder ob bereits dieser Sinusknoten unzuverlässig arbeitet. Das EKG dokumentiert aber auch, wenn der Sinusknoten zwar normal »feuert«, dafür aber Fehler im Leitungssystem auftreten, das heißt, es zeigt, ob die elektrischen Impulse nur mit Verzögerung oder unvollständig an die einzelnen Abschnitte des Herzmuskels weitergeleitet werden. Von der genauen Unterscheidung dieser Störungen hängt dann das weitere Vorgehen ab.

Auch kurze Schwindelanfälle abklären lassen!

Keine Angst vor einem Herzschrittmacher

Es gibt zwar die Möglichkeit, einen zu langsamen Herzschlag mit bestimmten Medikamenten zu beschleunigen. Sobald aber feststeht, dass der Sinusknoten nicht mehr zuverlässig arbeitet oder dass starke Blockierungen der Erregungsleitung zu längeren Pausen

KAPITEL 3
DAS UNRUHIGE HERZ

▶ EIN KLUGER MINICOMPUTER

Der übliche Schrittmacher wird durch einen kleinen Hautschnitt entweder links- oder rechtsseitig im Bereich des großen Brustmuskels implantiert und befestigt. Er besteht aus einem Aggregat, das aus einer winzigen Hochleistungs-Lithium-Batterie mit einer Lebensdauer von bis zu zehn Jahren (!) gespeist wird, und aus einer oder mehreren Sonden, die vom Aggregat aus durch eine Vene zum Herzen geführt und dort verankert werden.

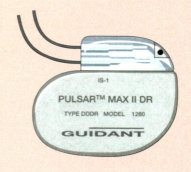

Diese Sonden sind isolierte Elektrokabel, die sowohl kleine Stromstöße an den Herzmuskel abgeben können, um ihn anzuregen, ständig aber auch die Signale aus dem Herzen aufnehmen und an den Mini-Computer weiterleiten, der dann entscheidet, ob das Herz von alleine richtig schlägt oder ob es einen zusätzlichen Impuls braucht. Das heißt, der Schrittmacher löst den anregenden Stromstoß nur aus,

Herzschrittmacher mit Sonden

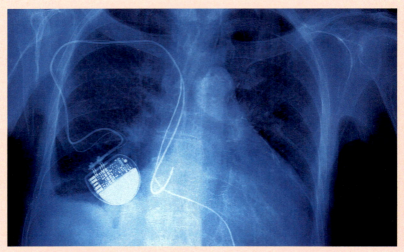

Röntgenbild: Thorax mit Schrittmacher

DEM STOCKENDEN HERZEN ZU HILFE KOMMEN

wenn das Herz selbst zu langsam ist oder ins Stocken gerät – wobei der Patient den kleinen Stromstoß nicht spürt.

Es gibt inzwischen mehrere Varianten von Schrittmachern. Solche, die nur die Kammern anregen, andere, die Vorhöfe und Kammern im optimalen Zeitabstand zur Kontraktion bringen. Dann gibt es Modelle, deren Sonden im Vorhof und in *beiden* Kammern implantiert werden, und zwar dann, wenn diese nicht mehr synchron zueinander arbeiten (siehe Kapitel 2, Seite 56). Die jeweilige Auswahl des Typs richtet sich nach der Art der Leitungsstörung des Herzens.

Der kleine Computer kann von außen mit Spezialgeräten genau auf die Bedürfnisse des Patienten programmiert werden. Das heißt, man kann ihn schneller oder langsamer takten lassen, man kann über ihn die natürlichen Herzaktionen und seinen jeweiligen Einsatz »abfragen« und dabei eventuelle andere Rhythmusstörungen erkennen. Mit anderen Worten: Herzschrittmacher sind raffiniert konstruierte, wertvolle Hilfsmittel der Kardiologen und für viele, viele Patienten lebensrettend.

des Herzschlags führen, wird man dem Patienten dringend raten, sich einen künstlichen Schrittmacher einsetzen zu lassen.

Meistens gibt es bei den Betroffenen dann einen Moment der Panik: Du lieber Himmel, eine Herzoperation?! Und sie haben dramatische Bilder von einem Operationssaal mit Herz-Lungen-Maschine, zwanzig Chirurgen, Anästhesisten und OP-Schwestern um einen unter Tüchern verborgenen Patienten herum vor Augen. Nun, nichts davon ist realistisch. Die Versorgung eines Patienten mit einem Herzschrittmacher ist ein kleiner Routineeingriff, der in Deutschland jährlich bei über 60 000 Menschen durchgeführt wird. Die Operation ist nicht kompliziert und bannt in den allermeisten Fällen auf Anhieb die Gefährdung durch einen Herzstillstand. Sie wird unter Lokalanästhesie durchgeführt, und oft dürfen die Patienten noch am selben Tag wieder nach Hause.

Nehmen wir an, Sie haben einen Schrittmacher erhalten. Was bedeutet das konkret für Sie?

KAPITEL 3
DAS UNRUHIGE HERZ

Zunächst einmal das Wichtigste: Sie werden damit ein ganz normales Leben führen können. Nur in den ersten drei Wochen müssen Sie noch vorsichtig sein und den Arm, auf dessen Seite der kleine Apparat implantiert wurde, relativ ruhig halten, damit er gut und störungsfrei einwachsen kann. Und selbstverständlich werden anfangs noch mehrere Kontrollen nötig sein, um sicherzugehen, dass alles einwandfrei funktioniert. Dann aber können Sie den Schrittmacher vergessen – mit Ausnahme von einigen Vorsichtsmaßnahmen, die Sie auch in Zukunft beachten müssen:

- Wenn Sie Jäger sind – oder sonst mit (Sport-)Waffen schießen –, sollten Sie das vorher Ihrem Arzt gesagt haben. Er hat dann den Schrittmacher auf der Seite implantiert, an die kein Gewehrkolben zurückschlägt. Wenn Sie das vergessen haben, müssen Sie notgedrungen umlernen.
- Gewisse Vorsicht ist bei Strom- und Magnetfeldern geboten, die Ihren Impulsgeber vorübergehend aus dem Takt bringen könnten, zum Beispiel:
  - in Kaufhauseingängen, wo elektronische Überwachungsfelder nach nicht bezahlten Waren suchen. (Hier müssen Sie das Personal verständigen, das den elektronischen Scanner abstellt oder Ihnen einen anderen Ausgang weist.)
  - an den Sicherheitssperren der Flughäfen. Auch hier sollten Sie Ihren Schrittmacherausweis bereithalten, der Ihnen erlaubt, einen Umweg um die Sperre zu machen.
  - beim Telefonieren mit dem Handy. Mobiltelefone sollten immer an das dem Schrittmacher abgewandte Ohr gehalten werden (schnurlose Telefone sind kein Problem). Das Gleiche gilt für Heizkissen, Föhn und sonstige Elektrogeräte, mit denen Sie einen Abstand von 15 bis 20 cm zum Schrittmacher einhalten müssen.[9]

---

9 Einen Sonderdruck mit Überblick über mögliche Störquellen gibt es bei der Deutschen Herzstiftung – siehe Anhang

> **DEM STOCKENDEN HERZEN
> ZU HILFE KOMMEN**

- bei Kernspin-Untersuchungen. Die starken Magnetfelder können Ihren Schrittmacher außer Gefecht setzen. Röntgenaufnahmen und Computertomografien sind dagegen ohne Weiteres möglich.
- Wenn Sie viel Sport treiben, dann könnte es sein, dass Ihr Herz mit dem neuen Gerät nicht mehr so »willig« auf Touren kommt wie früher. Das heißt, dass der Herzschlag nicht ausreichend gesteigert wird, wenn Sie sich anstrengen. Darüber sollten Sie sich vor der Implantation mit Ihrem Arzt unterhalten. Es gibt Schrittmacher, die bei Bedarf schnellere Impulse geben können. Aber solche Fragen sind nur individuell zu beantworten, da es ja auch auf den Zustand des Herzmuskels und seine Kraft ankommt.

►NOCH FRAGEN?

Was ist, wenn die Schrittmacherbatterie nicht mehr funktioniert?
Die neuen Batterien halten wie gesagt sieben bis zehn Jahre. Zu einem bestimmten Zeitpunkt muss man den Schrittmacher allerdings austauschen.

Welche Probleme kann es sonst noch geben?
In seltenen Fällen löst sich die Verankerung der Sonde in der rechten Herzkammer. Ebenfalls äußerst selten kann einmal eine Infektion am Schrittmacher selbst oder an der Sonde auftreten. Dann muss das ganze System entfernt werden.

Wie lange kann man mit einem Schrittmacher leben?
Solange der Herzmuskel seine Kraft behält. Es gibt prominente Zeitgenossen, von denen man weiß, dass sie seit 30, 35 Jahren mit einem Schrittmacher leben.

Arbeitet mein Schrittmacher auch noch weiter, wenn ich tot bin? Und kann ich mit einer solchen Maschine überhaupt sterben?
Aber selbstverständlich. Der Schrittmacher hat keine Bedeutung mehr, wenn das Herz am Ende ist. Das heißt, er kann den Tod nicht verhindern. Und natürlich lässt er sich bei einem Verstorbenen von außen abstellen.

KAPITEL 3
DAS UNRUHIGE HERZ

Vorhofflimmern: Gefährlich, aber oft heilbar

Die häufigste chronische Rhythmusstörung ist das sogenannte Vorhofflimmern. Mit der erhöhten Lebenserwartung unserer Zeit ist auch die Zahl der Menschen gestiegen, die an dieser Fehlfunktion des Herzens leiden – obwohl sie keineswegs nur Ältere trifft.

Bei Vorhofflimmern nimmt die Herzleistung bis zu 20 Prozent ab – problematisch, wenn das Herz bereits vorgeschädigt ist.

Was muss man sich darunter vorstellen? Sie wissen ja bereits, dass der normale elektrische Impuls, der das Herz schlagen lässt, vom Sinusknoten ausgeht. Dann setzt er sich in den beiden Vorhöfen fort, wird zu einer Umschaltstation – dem AV-Knoten – geleitet und stimuliert von dort aus über bestimmte elektrisch leitende Fasern die beiden Kammern. Überall da, wo der »Funken« ankommt, kontrahiert sich der entsprechende Teil des Herzmuskels.

Beim Vorhofflimmern herrscht Chaos in den Vorhöfen. Eine feindliche Macht scheint sich der Elektroleitungen bemächtigt zu haben und wirre Befehle an die Vorhofmuskulatur zu geben. Statt sich ordentlich und rhythmisch zusammenzuziehen und dadurch das Blut in die jeweils zugehörige Kammer zu pressen, zittern und zucken diese Herzabschnitte nur noch, manchmal mit einer Frequenz von über 500 pro Minute (!) – und mit schwerwiegenden Folgen für die ganze Herzfunktion.

Zum einen setzt sich das Durcheinander der elektrischen Reize automatisch bis zu den Kammern fort, auch wenn die Zellen im dazwischengeschalteten AV-Knoten tapfer versuchen, die unregelmäßigen Impulse wenigstens etwas abzubremsen, wenn sie schon keine gleichmäßigen Signale mehr an die Kammermuskulatur senden können.

Zum anderen besteht die große Gefahr, dass sich in den nicht mehr richtig pumpenden Vorhöfen kleine Blutgerinnsel bilden. Sie werden in die Kammer, von dort aus in den Kreislauf und, im schlimmsten Fall, in eine Arterie des Gehirns geschwemmt. Dort

VORHOF-FLIMMERN

können sie einen Verschluss des Gefäßes verursachen: eine der häufigsten Ursachen für einen **Schlaganfall**.

Aber auch das Herz selbst ist vom Vorhofflimmern stark betroffen: Es kommt zur *absoluten Arrhythmie,* also zu einer regellosen Schlagfolge. Das Durcheinander der elektrischen Signale, das sich von den Vorhöfen bis in die Kammern fortsetzt, treibt diese obendrein zu raschen Kontraktionen an. Das heißt, das Herz schlägt nicht nur unregelmäßig, sondern meistens auch noch viel zu schnell: zwischen 120 und 160 Mal pro Minute. Was wiederum bedeutet, dass es sich in den kurzen Pausen nicht mehr richtig füllen kann und dadurch zu wenig Blut in den Körper schickt. Ohne Behandlung kann der Kreislauf instabil werden, der Patient spürt Schwäche, Atemnot, Angst und Schwindel.

Ungefähr 25 Prozent aller Schlaganfälle werden durch Vorhofflimmern verursacht, weil dabei Blutgerinnsel ins Gehirn geschwemmt werden können.

In manchen Fällen merkt der Patient zunächst überhaupt nichts von diesem Flimmern und wird erst durch eine Lähmung oder plötzliche Sprachstörungen – Symptome eines Schlaganfalls – auf seinen Zustand aufmerksam. Viele Patienten spüren aber ganz genau, wenn das Herz plötzlich unregelmäßig schlägt. Sie fühlen sich schwach, zittrig und schwindelig.

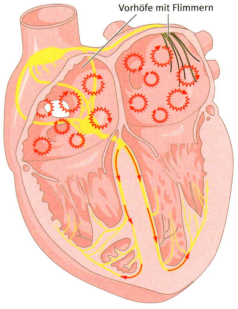

Wirre Signale in den Vorhöfen führen zu Vorhofflimmern.

KAPITEL 3
DAS UNRUHIGE HERZ

Warum flimmert mein Herz?

Zunächst wollen wir uns nur mit dem Flimmern der Vorhöfe beschäftigen. (Kammerflimmern bedeutet eine andere, allerdings äußerst gefährliche Situation, die ich an anderer Stelle schildere – s. Seite 90.)

Am häufigsten tritt dieses Vorhofflimmern bei geschwächten Herzen auf, vor allem bei solchen, die sich erweitert haben und in deren linkem Vorhof sich das sauerstoffhaltige Blut aus der Lunge staut, also bei Hochdruckherzen oder einer koronaren Herzkrankheit. Man nahm lange an, dass es diese Erweiterung und Dehnung war, die die normale Reizleitung schädigte und das Flimmern auslöste. Inzwischen ist die Wissenschaft aber einem ganz anderen Mechanismus auf die Spur gekommen, der sich zunächst merkwürdig anhört, gleichzeitig aber die ganz große Chance für eine effektive Behandlung gebracht hat:

Mediziner entdeckten in unmittelbarer Nähe der anatomischen Stellen, an denen die großen Blutgefäße aus der Lunge in den linken Vorhof münden, Antriebselemente in der Muskulatur, von denen diese wilden, ungeregelten elektrischen Impulse auszugehen scheinen. Wenn dann auch im restlichen Vorhofgewebe mikroskopisch kleine, elektrisch leitende Strukturen vorhanden sind, kommt es zu einem chaotischen Kreisverkehr der Ströme und damit zum Vorhofflimmern.

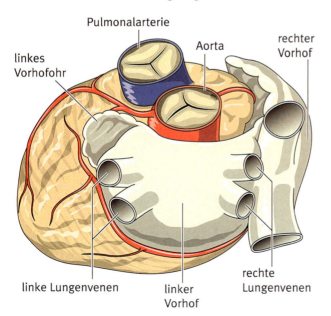

Blick in die Vorhöfe und auf die in den linken Vorhof einmündenden Lungenvenen

VORHOF-FLIMMERN

Grundsätzlich kommt jede Herzkrankheit als Auslöser infrage. Besonders häufig geschieht es bei
- chronisch hohem Blutdruck
- Herzinfarkt oder Verengung der Kranzgefäße
- Veränderung der Herzklappen (z.B. bei Mitralklappen-Stenose)
- Schilddrüsenüberfunktion
- Krankheiten, die den Herzmuskel selbst schwächen

Bei Menschen mit einem sehr empfindlichen Reizleitungssystem genügt manchmal schon ein heftiger Alkoholkonsum, um das Flimmern auszulösen. Oft schlägt dann nach ein paar Stunden das Herz wieder normal. Sie gehören zu den Fällen – ungefähr 10 Prozent –, bei denen man keine Ursache, das heißt keine entsprechende Vorerkrankung feststellen kann. Zu den Betroffenen zählen auch viele junge Patienten.

► **DAZU SCHON IRGENDWELCHE FRAGEN?**

Das ist doch alles SEHR kompliziert. Muss man diese Zusammenhänge wirklich kennen? Reicht es nicht, wenn man weiß, dass es so etwas wie dieses Vorhofflimmern gibt?
Natürlich reicht das im Moment. Aber die Konsequenzen, die sich aus diesen erstaunlichen Fakten ergeben, sind für alle, die an solchen Zuständen leiden, von großer Bedeutung. Warten Sie es ab.
Spürt man, wenn plötzlich so ein Flimmern einsetzt?
Nein, keineswegs. Solange der Kreislauf funktioniert, können Episoden von Vorhofflimmern sogar mehrere Tage und Wochen lang unbemerkt bleiben. Manchmal ist es dann leider erst der erwähnte Schlaganfall, durch den Patient und Arzt alarmiert werden.
Wie häufig kommt eigentlich Vorhofflimmern vor?
Man rechnet derzeit mit etwa einer Million Betroffenen in Deutschland. Bei den über 60-Jährigen sind es ca. 5 Prozent, bei den über 80-Jährigen schon ca. 10 Prozent der Bevölkerung.
Mit Vorhofflimmern kann man dennoch sehr alt werden – vorausgesetzt, es wird richtig behandelt!

KAPITEL 3
DAS UNRUHIGE HERZ

▶ WAS VERSTEHT MAN UNTER VORHOFFLATTERN?

Vorhofflattern ist eine Rhythmusstörung, die sowohl bei gesunden als auch bei vorgeschädigten Herzen auftreten kann. Es handelt sich um eine sehr schnelle (250 – 300 pro Minute), aber eher gleichförmige Reizentstehung im rechten Vorhof, deren elektrische Impulse meistens im Verhältnis 2:1 an die Kammern übergeleitet werden, die dann mit einer Frequenz von 120 bis 150 Schlägen pro Minute arbeiten – also ebenfalls zu schnell. Behandelt wird mit rhythmusstabilisierenden Medikamenten oder, in chronischen Fällen, mit Katheter-Ablation (siehe Seite 87 ff.).

Vorhofflimmern richtig behandeln

Nehmen wir an, Sie spüren zum ersten Mal diese komischen Gefühle von Herzrasen, Schwäche oder Zittrigkeit und stellen fest, dass Ihr Puls unregelmäßig geht. Dann sollten Sie so schnell wie möglich zu Ihrem Hausarzt gehen oder, besser noch, gleich zum Internisten oder Kardiologen. Je früher man die Behandlung des Flimmerns einleiten kann, desto größer sind die Chancen, das Herz wieder »zur Vernunft«, also in einen gleichmäßigen Rhythmus (*Sinusrhythmus*) zu bringen.

Das wird man in aller Regel zunächst mit Medikamenten versuchen. Es gibt eine Reihe von *Anti-Arrhythmika*, also Mittel gegen Rhythmusstörungen. Leider haben sie, wie viele wirksame Medikamente, manchmal auch Nebenwirkungen, darunter – paradoxerweise – sogar eine verstärkte Neigung zu Rhythmusstörungen. Die Einstellung auf solche potenten Mittel (u.a. *Betablocker, Flecainid, Propafenon, Amiodaron* – Letzteres für stark geschwächte Herzen) gehört in die Verantwortung eines Experten, also eines Kardiologen. In schweren Fällen wird man die Einstellung sogar in der Klinik vornehmen.

Es ist besser für das Herz, wenn es regelmäßig schlägt. Aber auch mit dauerndem Vorhofflimmern kann man alt werden.

Eine andere Möglichkeit, das Flimmern der Vorhöfe zu beenden, besteht in der *Kardioversion*, der Schockbehandlung des »wild gewordenen« Herzens (siehe Kasten).

VORHOF-FLIMMERN

▶ **ELEKTROSCHOCK GEGEN DAS CHAOS**

Keine Angst – das klingt gefährlicher, als es ist. Aber es kann gute Gründe geben, die wirren Zustände in den Vorhöfen auf einen Schlag mittels eines elektrischen Stromstoßes zu beenden: mit einer Kardio-

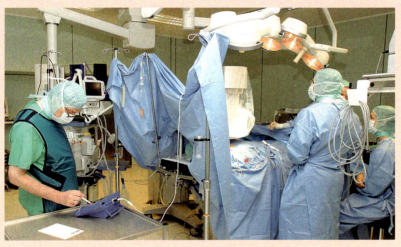

Herzkatheterlabor während einer Schockbehandlung

version. Dazu entschließt man sich beispielsweise, wenn erhebliche Beschwerden bestehen und die medikamentöse Behandlung keinen Erfolg hatte. Ziel ist es dabei, durch eine hohe Spannung, die über die zwei Elektroden eines Defibrillators durch die Brustwand in die Vorhöfe geleitet wird – es geht da um ca. 1000 Volt –, innerhalb von Sekundenbruchteilen alle eigenen elektrischen Aktivitäten der Vorhöfe auszulöschen. Sozusagen wie bei einem Blitzschlag. Danach herrscht einen Augenblick lang völlige Funkstille. In diese Stille hinein kann der körpereigene Schrittmacher wieder seine gewohnten Signale aussenden, und in den meisten Fällen kommt dadurch wieder ein geordneter Herzrhythmus zustande.

Der Patient spürt von alledem nichts, weil er während der Behandlung eine Kurznarkose erhält.

KAPITEL 3
DAS UNRUHIGE HERZ

▶ **ZWISCHENFRAGE**

Und was passiert, wenn eine solche Schockbehandlung nicht erfolgreich ist?
Dann kann man die Prozedur wiederholen. Nach zwei erfolglosen Versuchen wird man allerdings keine weiteren unternehmen, sondern den Patienten entweder mit Medikamenten einstellen, sodass sein Herzschlag zwar unregelmäßig, aber ungefähr im richtigen Tempo bleibt. Oder aber man wird ihm zu der neuartigen, erstaunlich wirksamen Behandlung in Form einer Katheter-Ablation raten (siehe Seite 87).

Wann brauchen Herzpatienten blutverdünnende Mittel?

Ganz einfach: wenn die Gefahr besteht, dass sich in ihren flimmernden Vorhöfen Gerinnsel bilden, die, einmal in den Kreislauf geschwemmt, einen Schlaganfall auslösen können. 20 bis 25 Prozent aller Schlaganfälle haben diese Ursache.

Wichtigstes Ziel bei der Behandlung von Vorhofflimmern ist das Verhindern eines Schlaganfalles. Deshalb muss die Blutgerinnung gehemmt werden.

Folgende Fragen müssen die betroffenen Patienten mit ihren Ärzten klären:
- Bin ich gefährdet?
- Reicht es, wenn ich regelmäßig Aspirin oder ein entsprechendes Medikament, das *Acetylsalicylsäure = ASS* oder *Clopidogrel* enthält, einnehme, um so die Bildung von Thromben zu erschweren bzw. zu verhindern?
- Oder brauche ich Marcumar oder eine ähnliche Substanz? Dadurch verringert sich die Gefahr der Gerinnselbildung noch weiter, allerdings sind ständige Blutkontrollen erforderlich. Außerdem bringen Marcumar und ähnliche Präparate im Vergleich zu ASS ein etwas größeres Risiko von Blutungen mit sich.

Die *Europäische Gesellschaft für Kardiologie* hat Leitlinien definiert, die Ihrem Arzt helfen können, Sie einer bestimmten Risikogruppe zuzuordnen, für die dann verbindliche Empfehlungen existieren.

VORHOF-FLIMMERN

Zu den Risikofaktoren rechnen die Experten das Alter des Patienten (alles über 65 Jahre), Herzschwäche, hohen Blutdruck, Diabetes, Schlaganfall oder kurze Durchblutungsstörung des Gehirns (TIA) in der Vorgeschichte. Auch das Geschlecht spielt hier eine Rolle: Frauen sind, statistisch gesehen, stärker gefährdet als Männer.

Vorhofflimmern heilen: Die Katheter-Behandlung

Seit man vor ca. 15 Jahren erkannte, welche Störfeuer für das Vorhofflimmern verantwortlich sind – nämlich Signale von Zellgruppen an der Einmündung der großen Lungenvenen in den linken Vorhof –, hat man versucht, diese Störfeuer auszuschalten. Inzwischen haben sich die Methoden verfeinert und sind heute praktisch schon Routine geworden. Zumindest für entsprechend geschulte Experten in spezialisierten Herzzentren. Und so verläuft der Eingriff:

Nach den Voruntersuchungen wird der Patient in einen Dämmerschlaf versetzt, sodass er keine Angst und keine Schmerzen verspürt. Dann schiebt man von der Leiste aus einen Katheter ins Herz und mithilfe eines winzigen Stichs durch die Herzscheidewand in den linken Vorhof. Dort, genau um die Einmündung der großen Lungengefäße herum, wird nun, Punkt für Punkt, eine Zone mittels Hochfrequenzstrom verödet. Man bildet damit praktisch einen Feuergraben, den die elektrischen »Funken« nicht mehr überspringen können. Diese **Katheter-Ablation** wird an allen vier Gefäßen durchgeführt und dauert ca. zwei Stunden.

Bei vielen Patienten, vor allem bei solchen, die noch nicht lange oder nur gelegentlich an der Störung litten, hört damit das Vorhofflimmern für immer auf. Andere müssen zwar weiterhin Medikamente nehmen, haben aber ebenfalls gute Chancen, dass sich innerhalb von einigen Wochen wieder ein stabiler Herzrhythmus einstellt. Nur bei wenigen muss die Prozedur wiederholt werden – ist dann aber fast immer erfolgreich.

KAPITEL 3
DAS UNRUHIGE HERZ

▶ KEINE ANGST VOR MARCUMAR

Auch wenn für Sie der Gedanke, regelmäßig ein blutverdünnendes Mittel einnehmen zu müssen, zunächst unangenehm ist: Sie werden sich daran gewöhnen und merken, dass es fast keine Einschränkungen in Ihrem Alltag bedeutet.

Die Blutgerinnung ist ein sehr komplexer Vorgang. Kleine Verletzungen der Adern werden von den Blutplättchen abgedichtet und repariert. Wenn aber eine größere Wunde entstanden ist, etwa durch einen Unfall oder im Zuge einer Operation, dann müsste ein Patient in kurzer Zeit verbluten, wenn nicht eine Kette von biologischen Reaktionen das Blut am Ort der Verletzung zur Gerinnung bringen würde.

Im Einzelnen sind das äußerst komplizierte Vorgänge, an denen dreizehn verschiedene Blutsubstanzen (Gerinnungsfaktoren) beteiligt sind, von denen immer eine die nächste aktiviert, bis das entscheidende feste Netz aus *Fibrinfäden* entstanden ist, das mit Plättchen und roten Blutzellen ausgepolstert wird und dann wie eine Wand die gefährliche Lücke im Gefäß schließt.

Normalerweise befindet sich dieses System in einem perfekten Gleichgewicht: Das heißt, prompte Gerinnung bei Wunden, aber keine zu starke Gerinnungsneigung, die die Fließeigenschaft des Blutes gefährden würde und Thromben und Verklumpungen zur Folge hätte.

In dieses komplizierte System greift nun das Medikament Marcumar ein. Dabei ist es außerordentlich wichtig, die Dosis immer genau so zu berechnen, dass keine erhöhte Blutungsgefahr entsteht, gleichzeitig aber die Tendenz zur Gerinnung ausreichend herabgesetzt wird. Dieses Ziel wird dann erreicht, wenn der dafür geltende Messwert im Blut, der sogenannte INR (*International Normalized Ratio*) zwischen 2,0 und 3,0 liegt. (Unter 2 bedeutet: keine ausreichende Gerinnungshemmung; über 3,5: erhöhte Blutungsgefahr.)

Marcumar-Patienten wissen, dass sie aufpassen müssen, was sie essen, weil grüne Gemüse, vor allem die Kohlarten, die Wirkung

VORHOF-FLIMMERN

ihres Medikaments herabsetzen. (Wenn sie *regelmäßig* grüne Gemüse essen, ist das in Ordnung, weil sich dann auch an der höheren Dosierung nichts ändern muss.)

Wenn Sie gerne verreisen und überhaupt unabhängiger von den regelmäßigen Blutkontrollen bei Ihrem Arzt sein wollen, empfiehlt es sich, eine kurze Schulung zu machen, bei der man Ihnen das zuverlässige Messen des INR-Wertes beibringt.

Bald wird es wohl eine neue Generation von Medikamenten geben, die die gleiche Wirkung wie Marcumar haben, aber nicht so schwierig zu dosieren sind und wohl keine ständigen Kontrollen erfordern. Derzeit werden sie noch in großen Studien auf Wirksamkeit und Unbedenklichkeit geprüft.

Um diese großartige neue Standardmethode herum werden immer wieder Verbesserungen mittels anderer Techniken ausprobiert. So verwendet man gelegentlich tiefgekühlten Stickstoff (**Kryo-Ablation**) statt des Hochfrequenzstroms für die Verödung der entsprechenden Zonen. Oder man isoliert die flimmernden Vorhöfe von den Kammern und bringt diese durch Schrittmacher wieder in einen regelmäßigen Rhythmus (**AV-Knoten-Ablation**). Und bei Herzoperationen, zum Beispiel beim Austausch

Die Katheter-Ablation bedeutet für das Herz eine Rückkehr zum normalen Rhythmus.

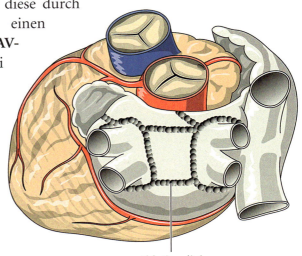

Durch den Katheter wurden »Brandschneisen« um die Lungenvenen gelegt; die Funken können nicht mehr überspringen.

Ablationslinien

KAPITEL 3
DAS UNRUHIGE HERZ

einer Klappe, können die Chirurgen diese Feuergräben sozusagen unter direkter Sicht anlegen, falls dies nötig ist (siehe auch Kapitel 6, Seite 181).

Kammerflimmern: Akute Lebensgefahr!

Ist das Flimmern oder Flattern der *Vorhöfe* eine zwar lästige, aber noch relativ harmlose Funktionsstörung des Herzens, so bedeutet das Flimmern der *Kammern* höchste Gefahr für den Patienten.

Das haben Sie alle schon im Fernsehen erlebt:

Dramatische Filmszene. Intensivstation. Schriller Alarm, die diensthabende Schwester stürzt ans Bett, zwei Ärzte hinterher. Auf dem Monitor sieht man wilde Zacken und dann eine endlos lange Null-Linie. – Aus? Tot?

Natürlich nicht. Denn jetzt geht es erst richtig los, mit Wiederbelebung, also Herzmassage, Intubation, gezischten Befehlen nach Medikamenten, Defibrillator und so weiter – alles, was den Zuschauern Spannung und ein angenehmes Gruseln vermittelt. Und selbstverständlich wird der Held gerettet.

Oder, real und tragisch: Ein junger Sportler bricht auf dem Spielfeld zusammen und wird zur Seite getragen. Dort bemühen sich Sanitäter und Ärzte mit Wiederbelebungsmaßnahmen um ihn. Später hört man, dass diese umsonst waren: plötzlicher Herztod, vermutlich durch Rhythmusstörungen. Er hatte trotz einer noch nicht ganz auskurierten Grippe unbedingt spielen wollen ...

In solchen Fällen und immer dann, wenn es sich um einen Sekundenherztod handelt, muss man annehmen, dass der normale Herzschlag in eine unkontrollierte, sehr schnelle Schlagfolge der Kammern (*Kammertachykardie*) bzw. in Kammerflimmern übergegangen ist. Eine flimmernde Herzkammer hat keine Chance mehr, den Kreislauf mit Blut zu versorgen. Statt zu pumpen, zittern die Muskelwände nur noch, und

Man sollte sich mit einem grippalen Infekt unbedingt schonen.

KAMMERFLIMMERN
AKUTE LEBENSGEFAHR

es kommt innerhalb von wenigen Minuten zum völligen Herzstillstand.

Die Ursachen sind vielfältig, aber fast immer im Zusammenhang mit einer bereits bestehenden Herzkrankheit oder einer Lungenembolie zu sehen, auch wenn diese Krankheiten nicht immer erkannt worden sind. Im Fall des jungen Sportlers kann man davon ausgehen, dass er entweder an einer genetischen Herzkrankheit litt, die vorher keine Beschwerden gemacht hatte, oder dass er im Zusammenhang mit der Grippe an einer Virus-Myokarditis erkrankt war, also an einer Entzündung des Herzmuskels, die dann unter Belastung diese Rhythmusstörungen verursachte.

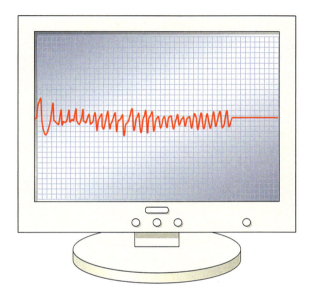

Von den – glücklicherweise sehr seltenen – genetischen Defekten (zum Beispiel vom *Brugada-Syndrom* oder dem *Syndrom des langen QT*) weiß man, dass sie die elektrischen Eigenschaften der Herzmuskelzellen verändern. Der Betroffene merkt davon nichts, bis dann, scheinbar aus heiterem Himmel, schwere Rhythmusstörungen auftreten, die tödlich sein können. Sofern der Patient den Anfall überlebt hat, wird man im EKG nach typischen Zeichen für diese fatale Veranlagung suchen.

Im Allgemeinen aber sind es eher stark geschwächte Herzen oder solche, die gerade einen Infarkt erlitten haben, bei denen die Gefahr einer elektrischen Instabilität und damit Kammerflimmern droht. Für diese Fälle haben Kardiologen einen winzigen **Defibrillator** konstruiert, den man wie einen Schrittmacher in den Brustmuskel einsetzt

KAPITEL 3
DAS UNRUHIGE HERZ

und der die bedrohlichen Rhythmusstörungen jeweils durch einen Stromstoß beenden kann (mehr dazu in Kapitel 2, Seite 57).

Leben retten – leicht gemacht
Falls Sie jemals miterleben, dass jemand plötzlich umfällt: Zögern Sie nicht eine Sekunde!

Jeder Laie, auch der, dessen Erste-Hilfe-Kurs schon Jahrzehnte zurückliegt, kann wirksam helfen. Man muss sich nur trauen. (Und ist übrigens juristisch geschützt, das heißt, man kann nicht belangt werden, wenn man helfen wollte, aber nicht alles richtig gemacht hat.)

- **Ganz wichtig:** Als Erstes den Notarzt unter der Nummer 112 verständigen (das kann auch ein anderer machen). Dann:
- Den Bewusstlosen laut ansprechen oder ein wenig zwicken. Reagiert er, atmet er normal oder macht er sogar die Augen auf: abwarten und laut mit ihm reden.
- Reagiert und atmet er nicht: sofort mit der Wiederbelebung beginnen (halten Sie sich nicht mit dem Versuch auf, einen Puls zu tasten):

Den Ohnmächtigen auf den Rücken legen (sollte er erbrechen, den Kopf sofort zur Seite drehen, damit er nicht erstickt). Die Unterlage sollte möglichst hart sein. Greifen Sie in den Mund und holen Sie eventuelle Prothesen oder sonstige Fremdkörper heraus, die nicht hineingehören. *(Eklig? Ja, natürlich! Aber Leben retten ist eben keine ästhetische Sache. Es hilft, wenn Sie daran denken, dass Ihre Mutter oder Sie selbst in einer entsprechenden Situation auch nicht sehr appetitlich wirken würden.)*

- Bis jetzt dürften höchstens ein oder zwei Minuten vergangen sein. Machen Sie die Brust des Patienten so weit frei, dass Sie sehen können, was Sie tun, und beginnen Sie sofort mit der Herzmassage:

Knien Sie sich neben den Bewusstlosen und drücken Sie – mit gestreckten Armen, beide Hände übereinander, den Handballen auf der Spitze des Brustbeins (ungefähr zwischen den beiden

KAMMERFLIMMERN
AKUTE LEBENSGEFAHR

Brustwarzen) – das Brustbein mit voller Kraft hinunter, lassen Sie es wieder los, drücken es wieder fest hinunter und so weiter, ungefähr 100 Mal in der Minute, also fast zwei Mal in der Sekunde (!). Nach dreißig Mal Drücken können Sie oder ein zweiter Retter zwei oder drei tiefe Atemzüge Luft in den Mund (Nase zuhalten) oder in die Nase (Mund zuhalten) des Patienten blasen.

Es gibt auf der Welt nichts Schöneres als das Gefühl, einem Menschen wieder zum Leben verholfen zu haben.

Dabei müssen Sie das Kinn etwas anheben, damit die Luftröhre frei wird. Dann sofort wieder Herzmassage und so weiter, bis der Notarzt eintrifft. Und nicht nach 10 Minuten aufhören – die Chance, dass ein Bewusstloser überlebt, ist auch nach 20 oder 25 Minuten gekonnter Wiederbelebung noch vorhanden.

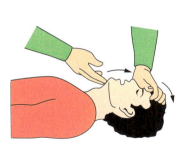
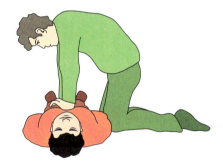

So eine Herzmassage ist sehr anstrengend. Ich weiß, dass ich jedes Mal danach völlig erschöpft war. Hoffen wir einmal, dass eine andere Person in der Nähe ist, mit der Sie sich alle zwei Minuten ablösen können. Und ideal wäre es natürlich, wenn ein Defibrillator verfügbar wäre – so wie inzwischen in vielen öffentlichen Räumen. Damit können Sie und jeder andere bestimmt umgehen, weil er Ihnen genau die einzelnen Schritte vorgibt.

KAPITEL 3
DAS UNRUHIGE HERZ

Damit wir dieses Kapitel aber nicht allzu ernst beschließen, möchte ich Ihnen noch die Geschichte von einer Wiederbelebung der anderen Art erzählen, die im Februar 2008 in der ›Süddeutschen Zeitung‹ zu lesen war:[10]

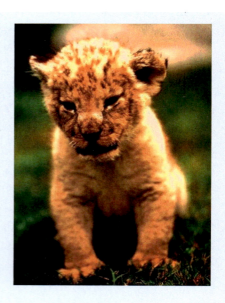

Janine Bauer, eine junge Medizinstudentin, schlenderte durch den städtischen Zoo von Halle, als ihr ein bewusstloses Tigerbaby auffiel. Das Tier hatte sich an einem Stück Fleisch verschluckt und drohte zu ersticken – da rettete ihm die junge Frau mit einer gekonnten Reanimation das Leben.

SZ: *Herr Jacob, Sie sind der Zoodirektor, was werfen Sie Ihren Tigern denn für harte Brocken vor?*
Jacob: Das war ganz normales Fleisch, und dass sich ein Tier daran verschluckt, ist nichts Ungewöhnliches. Der Kleine war einfach zu gierig, da ist ihm ein zehn Zentimeter großes Fleischstück in der Luftröhre stecken geblieben.
SZ: *Warum hat der Pfleger das nicht selber herausgeholt?*
Jacob: Das wollte er ja! Aber seine Finger waren zu dick, damit kam er nicht in den Hals des Tieres.
Frau Bauer hatte das Unglück beobachtet, den Pfleger geholt und ist mit ihm ins Gehege rein. Als er dem Tier nicht helfen konnte,

---
10 »Ein Anruf bei …«, Süddeutsche Zeitung vom 2.2.2008 (Auszug)

DAS UNRUHIGE HERZ

versuchte sie, an das Fleischstück zu kommen. Weil sie kleine Hände hat, schaffte sie es. Trotzdem hat der Tiger sich nicht geregt. Also hat die Frau mit der Wiederbelebung begonnen. (...)

SZ: Wie reanimiert man einen Tiger?

Jacob: Das funktioniert wie bei einem Menschen, mit Herzdruckmassage und Mund-zu-Mund-Beatmung.

SZ: Wie? Die Frau hat der Katze ins Maul gepustet?

Jacob: Doch nicht ins Maul! In die Nase. Nach ein paar Minuten ist der kleine Tiger wieder aufgewacht.

SZ: Ist das nicht gefährlich? So eine Wildkatze reagiert doch sicherlich gereizt, wenn sie die Augen aufschlägt, während ihr jemand in die Nasenlöcher bläst.

Jacob: Der Tiger ist zum Glück erst ein Vierteljahr alt und war nach dem Zwischenfall leicht benommen. Außerdem hatte der Pfleger ihn ja vorher von seinen zwei Geschwistern getrennt. So hielt sich das Risiko in Grenzen. Gefaucht hat er trotzdem ordentlich.

SZ: Wie haben Sie sich bei Frau Bauer bedankt?

Jacob: Mit einer Ehrenpatenschaft. Der kleine Tiger wurde nach Frau Bauers Sohn benannt. Er heißt jetzt Johann.

KAPITEL 4

HERZ UND SEELE

*Mitten im Herzen sitzt die Seele
wie in einem Haus:
Ihre Gedanken schickt sie
wie durch eine Tür ein und aus,
erwägt alles hin und her,
wie wenn sie durch ein Fenster schaute.*
Hildegard von Bingen (1098–1179)

Gehören Sie zu den Menschen, denen auch vorübergehende Sorgen so richtig nahegehen? Die sich Probleme sehr »zu Herzen« nehmen? Die empfindsam sind, leicht verletzbar oder oft verzagt? Dann ist Ihr Selbstbewusstsein wahrscheinlich nicht sehr stark ausgeprägt, was Sie zwar liebenswert macht, Ihr Leben aber nicht gerade erleichtert. Und noch etwas ist in diesem Fall wahrscheinlich: dass Sie auf seelischen Kummer mit körperlichen Beschwerden reagieren, also mit Magenschmerzen oder Appetitlosigkeit, mit Schlafstörungen, Schwindelanfällen oder Kopfschmerzen – um nur einige typische psychosomatische Symptome zu erwähnen. In einer Situation, die für Sie großen emotionalen Stress bedeutet, könnte schlimmstenfalls auch Ihr Herz in Mitleidenschaft gezogen werden. Das kann möglicherweise langfristig ein Risiko für Ihre Herzkranzgefäße bedeuten, das kann aber – in seltenen Fällen – auch einmal eine plötzlich auftretende gefährliche Situation auslösen, wie es dieses dramatische Beispiel zeigt:

KAPITEL 4
HERZ UND SEELE

Kann man an gebrochenem Herzen sterben?

Eine 57-jährige Lehrerin, die bis auf einen leicht erhöhten Blutdruck bisher immer gesund gewesen ist, wird wegen Schwindel

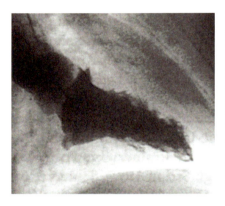
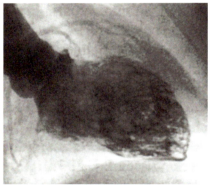

und starken Druckgefühlen in der Brust auf die Intensivstation gebracht. Die Schmerzen im Brustkorb hatten begonnen, nachdem sie am Morgen eine Auseinandersetzung mit den Eltern eines Schülers hatte, in deren Verlauf sie der Vater des Jungen sogar körperlich bedrohte. Sie hatte sich danach hingelegt, daraufhin ließen die Schmerzen etwas nach, nahmen aber gegen Abend wieder massiv zu. Als sie nach Hause kam, erschrak ihr Mann über ihr Aussehen. Nachdem er ihren Blutdruck gemessen hatte – 80/60, also viel zu niedrig, bei einem Puls von 110 Schlägen pro Minute –, rief er den Notarzt. Der wies sie mit dem Verdacht auf einen Herzinfarkt in die Klinik ein.

So beginnt der Bericht über eine Krankengeschichte in der bekannten Fachzeitschrift ›New England Journal of Medicine‹.[11] Was wie ein ziemlich typisches Bild einer *Angina Pectoris* aussieht, einer »Brustenge«, die einem Infarkt oft vorausgeht, erweist sich als etwas anderes, nämlich als eine rätselhafte Erkrankung, die man erst in den letzten Jahren als solche erkannt hat. Sie kann – merkwürdi-

---

11 New England Journal of Medicine 2009, Bd. 361, 2009, S. 1010–1016

KANN MAN AN GEBROCHENEM HERZEN STERBEN?

gerweise vorwiegend bei Frauen – als Folge einer extremen Stresssituation auftreten.

Auf der Intensivstation behandelt man zunächst den Kreislaufschock der Patientin und veranlasst dann sofort eine Herzkathe-

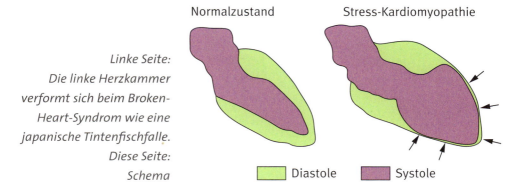

Linke Seite:
Die linke Herzkammer verformt sich beim Broken-Heart-Syndrom wie eine japanische Tintenfischfalle.
Diese Seite:
Schema

ter-Untersuchung, immer in der Annahme, die Blutversorgung des Herzmuskels sei durch eine Engstelle in den Koronararterien behindert. Dann die Überraschung: Die Herzkranzgefäße der Lehrerin sind völlig in Ordnung. Erst bei der weiteren Untersuchung, als das Kontrastmittel in die Herzkammer geleitet wird, bietet sich den Ärzten ein merkwürdiges Bild: Die Kammer hat sich auf eigenartige Weise verformt und weist am unteren Ende eine ballonförmige Erweiterung auf. Das offensichtliche Herzversagen ist jetzt auch erklärbar: Der Herzmuskel verharrt in einer Art Schockstarre und pumpt nur noch mit minimaler Kraft.

Das Phänomen des schockkranken Herzens, bei dem im Zustand absoluter Gesundheit durch plötzliche Angst, Trauer, Verzweiflung oder eine andere Form von Stress eine bedrohliche Funktionsstörung einsetzt, ist erst seit einigen Jahren bekannt – und vielleicht gar nicht so selten, wie man zunächst dachte. Die japanischen Ärzte, die den Zustand als Erste beschrieben, nannten ihn das »Tako-Tsubo-Syndrom«, weil die Form des Herzens sich im Röntgenbild wie ein Gerät dieses Namens darstellt, das man in Japan zum Fang von Tintenfischen benutzt – eine

KAPITEL 4
HERZ UND SEELE

Falle mit einer engen Öffnung und einem weiten kugelförmigen Behälter.

Inzwischen sind die Bezeichnungen *Tako-Tsubo-Kardiomyopathie* (kardio = Herz; myo = Muskel; pathie = Erkrankung) oder *Stress-Kardiomyopathie* geläufig.[12] Am bekanntesten aber ist das Phänomen unter dem Namen *Broken-Heart-Syndrom*, also *Syndrom des gebrochenen Herzens*. Kann das sein? Kann ein Herz wirklich »brechen«?

Bei großer Angst kann das Herz in eine Schockstarre verfallen.

Offensichtlich ja. Bei Gefühlsstürmen, zum Beispiel bei der Trennung von einem geliebten Menschen oder dem Tod eines Kindes, können so schwerwiegende Funktionsstörungen des Herzens auftreten, dass der Kreislauf zusammenbricht und der Tod durch Schock eintritt. Das geschieht jedoch glücklicherweise sehr selten. In den meisten Fällen werden die Betroffenen rechtzeitig intensivmedizinisch betreut, bis sich die Seele etwas beruhigt hat und das Herz wieder aus seiner Starre erwacht. Nach vier bis sechs Wochen ist die bedrohliche Situation fast immer vorüber und der Mensch zumindest körperlich wieder gesund.

Wieso reagiert unser Körper manchmal so heftig auf

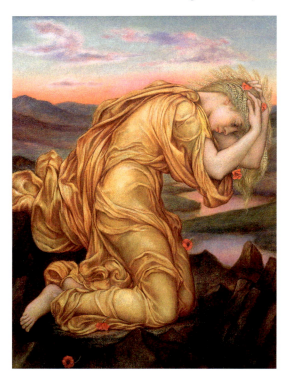

Schon in früheren Jahrhunderten war bekannt, dass tiefe Verzweiflung einen Schock auslösen kann.

---

12 Im englischen Sprachraum: »Apical Ballooning Syndrome«

KANN MAN AN GEBROCHENEM HERZEN STERBEN?

eine psychisch belastende Situation? Und wie funktioniert die Verbindung zwischen Seele und Körper?

Über eines ist man sich in der Medizin seit Langem klar: Jeder länger anhaltende körperliche Schmerz, jede schwere Krankheit löst meist auch Probleme in der Seele aus, vor allem Depressionen, Ängste, Verlust von Lebensfreude. Umgekehrt wird der Körper durch seelische Befindlichkeiten beeinflusst, sowohl durch Freude wie durch Leid. So entstehen die berüchtigten chronischen Rückenschmerzen, wenn jemand ständige Kritik oder Demütigungen am Arbeitsplatz erlebt, Schwindelattacken aus Angst vor einem Examen, andererseits aber auch die wunderbaren »Schmetterlinge im Bauch«, wenn man an einen geliebten Menschen denkt.

Das Herz, das nicht nur von Nerven, sondern auch von Hormonen gesteuert wird, unterliegt diesen Einflüssen besonders stark. So wurden beim Broken-Heart-Syndrom extrem hohe Werte von bestimmten Hormonen im Blut gemessen – sogenannten *Katecholaminen* wie z. B. *Adrenalin* –, die die kleinsten Arterien im Herzmuskel verengen, gleichzeitig aber das Herz antreiben und in diesen Fällen wohl überfordert hatten. Inzwischen weiß man auch, dass diese Hormone bei allen Stresssituationen vermehrt gebildet werden und bei Dauerstress, zusammen mit den dann ebenfalls erhöhten Kortisonwerten, die Blutgefäße verändern und krank machen können.

Traurigkeit ist keine Krankheit, aber sie kann krank machen.

Italienische Wissenschaftler haben festgestellt, dass auch bestimmte Persönlichkeitsmerkmale Grund für eine höhere Gefährdung durch Herz-Kreislauf-Krankheiten sein können. Menschen, die zu Egoismus, Aggression und Feindseligkeit gegenüber anderen neigen, weisen nach dieser Studie häufiger Veränderungen an ihren Blutgefäßen auf als großmütige, freundliche Zeitgenossen. »Wer engherzig ist, hat offenbar ein engeres Herz und engere Gefäße und erleidet deshalb häufiger einen Herzinfarkt oder Schlaganfall.«[13]

---

13 Süddeutsche Zeitung vom 17.8.2010, S. 16

KAPITEL 4
HERZ UND SEELE

> **▶ GEFÄHRLICHE FUSSBALL-LEIDENSCHAFT**
>
> Im Jahr 2006 fand in Deutschland die Fußball-Weltmeisterschaft statt. Ein paar Wissenschaftler der Uniklinik München kamen auf die Idee, in ihrer Stadt die Herzinfarktfälle in diesen Wochen mit genauem Datum und Uhrzeit zu registrieren und diese Daten in Bezug zu den an den jeweiligen Tagen ausgetragenen Spielen, speziell solchen der deutschen Mannschaft, zu setzen.
>
> Das Ergebnis war verblüffend.
>
> Während der entscheidenden Spiele, als es für die Deutschen um Weiterkommen oder Ausscheiden ging, musste man mehr als doppelt so viele Patienten mit Herzanfällen auf die Intensivstationen bringen wie in den Stunden oder gar Tagen davor und danach. Inzwischen wissen Ärzte auch, dass sich bei diesem Zustand des Bangens und der Erregung im Körper ähnliche Vorgänge wie beim Broken-Heart-Syndrom abspielen: Offensichtlich werden aber zusätzlich Entzündungsstoffe und andere Substanzen gebildet, die Krämpfe in den Arterien auslösen und bei Menschen mit bereits vorgeschädigten Adern den Verschluss eines Herzkranzgefäßes und dadurch einen Infarkt verursachen können.
>
> Daher schätzt man, dass es während dieser schönen Weltmeisterschaft in Deutschland zu acht- bis zehntausend zusätzlichen Herzinfarkten kam.

Kranke Seele, krankes Herz

Wie wir alle wissen, kann das Leben manchmal ganz schön hart sein. Jeder von uns leidet von Zeit zu Zeit unter Ängsten, Konflikten in der Familie oder am Arbeitsplatz, negativen Gefühlen oder »schwarzen« Stimmungen. Das ist normal und an sich auch nicht gefährlich, solange wir uns diesen Zustand erklären, ihn als vorübergehend ansehen und die Hoffnung haben können, dass wir früher oder später wieder bessere Zeiten erleben werden. Problematisch wird

Sportfreunde aufgepasst! Zuschauer gehen bei aufregenden Spielen unter Umständen ein Gesundheitsrisiko ein!

KANN MAN AN GEBROCHENEM HERZEN STERBEN?

es für unsere Gesundheit, wenn wir in einem Tief stecken, aus dem es keinen Ausweg zu geben scheint, das uns also in einen Dauerzustand der Hoffnungslosigkeit versetzt.

Das gilt vor allem für Menschen mit einer echten Depression. »Absturz in die Seelenfinsternis« hat man die Krankheit Depression genannt. Wie quälend sie ist, können psychisch Gesunde nur schwer ermessen. So sind denn auch Freunde und Angehörige oft heillos überfordert, und ihre gut gemeinten Aufmunterungen wie »Das wird schon wieder« oder »Sieh doch nicht alles so negativ« verhallen ohne jede Resonanz. Wer unter Depressionen leidet, kann nicht getröstet werden, er hat, im Gegenteil, das Gefühl, tiefer und tiefer in ein bodenloses schwarzes Nichts zu sinken, aus dem er nie wieder herauskommen wird. Er kann nicht mehr denken und nicht mehr fühlen und empfindet nur noch eine große Leere in sich. In den schwersten Fällen erscheint ihm die Aussichtslosigkeit seiner Situation so unerträglich, dass er sich den Tod wünscht, um nicht mehr weiter durch diese Hölle gehen zu müssen.

Depression ist eine weltweite, gefährliche Krankheit, an der jährlich viele tausend Menschen sterben.

Was im Körper dieser seelisch Kranken passiert, hat die Wissenschaft erst in den letzten Jahren so richtig erforscht. Depressionen haben meist vielfache Ursachen. Eine davon ist eine gewisse genetische Veranlagung. Das erklärt, warum die Krankheit in manchen Familien gehäuft vorkommt. Fast immer sind aber noch andere kausale Zusammenhänge mit Kränkungen, Benachteiligungen und anderen schicksalshaften Umständen auszumachen. Gemeinsam führen sie dazu, dass bestimmte Gehirn-Botenstoffe wie *Serotonin* oder *Noradrenalin* in zu geringer Menge gebildet werden und dadurch das Zusammenspiel der Gehirnzellen nicht mehr funktioniert.

Gleichzeitig wirkt sich eine Depression aber nicht nur auf Stimmung und Gehirntätigkeit aus. Meist sind Blutdruck und Cholesterin erhöht, Insulin wird nicht mehr richtig in die Zellen eingeschleust, das heißt, der Blutzuckerspiegel steigt. Die Folge sind oft

KAPITEL 4
HERZ UND SEELE

entzündliche Veränderungen der Blutgefäße, die die Bildung von Ablagerungen (»Plaques«) an den Wänden der Arterien, auch an den Herzkranzgefäßen, begünstigen. Da auch die Gerinnungsneigung des Blutes zunimmt, besteht die Gefahr, dass sich an diesen Wänden Gerinnsel bilden, die, sobald sie sich ablösen, ein Gefäß verstopfen und dadurch einen Herzinfarkt bewirken können (siehe auch Kapitel 5, ab Seite 131).

Patienten mit einer Depression haben ein doppelt so hohes Risiko, einen Herzinfarkt zu erleiden.

»Depression ist eigentlich eine Erkrankung des ganzen Körpers«, sagt denn auch einer der bekanntesten Psychiater und Hirnforscher, Dr. Dwight Evans von der Universität Pennsylvania. »Die Neurotransmitter, also die Hirnbotenstoffe, von denen wir annehmen, dass sie eine entscheidende Rolle bei der Entstehung der Depression spielen, allen voran das Serotonin, beeinflussen eben auch viele andere Organe.«

Da bei einer depressiven Störung neben der Interesse- und Freudlosigkeit meist auch eine deutliche Antriebsschwäche besteht, sind die Patienten nur schwer zu motivieren, rechtzeitig etwas für ihre körperliche Gesundheit zu tun. Mehr Bewegung? – Kein Interesse. Gesunde Ernährung? – Wozu, ist doch ohnehin alles egal. Nicht nur der Wille, auch die Körperfunktionen sind von dieser tiefen Erschöpfung befallen. Schlafen, sprechen, denken, arbeiten wird nach und nach fast unmöglich. Umso wichtiger ist es, dass diese Patienten so bald wie möglich einen Arzt aufsuchen, am besten einen Facharzt für Psychiatrie, der nicht nur mit Medikamenten, sondern auch mit Methoden der Psychotherapie Wege aus der Verzweiflung weist und den Gehirnstoffwechsel wieder ins Gleichgewicht bringen kann.

KANN MAN AN GEBROCHENEM HERZEN STERBEN?

> **▶ SIND SIE DURCH EINE DEPRESSION GEFÄHRDET?**
> Treffen die folgenden Sätze auf Sie zu?
> – Ich fühle mich seit einiger Zeit oft niedergeschlagen und hoffnungslos. Ja = 3 Punkte
> – Ich habe in letzter Zeit häufig Mühe, mich zu konzentrieren. Ja = 2 Punkte
> – Ich fühle mich ständig müde. Ja = 2 Punkte
> – Ich kann mich über nichts mehr richtig freuen. Ja = 3 Punkte
> – Ich schlafe in letzter Zeit ausgesprochen schlecht. Ja = 2 Punkte
> – Ich habe zunehmend das Gefühl, dass ich den Alltag nicht mehr bewältigen kann. Ja = 3 Punkte
> – Meine Lust auf Sex tendiert gegen Null. Ja = 2 Punkte
> – Ich ertappe mich gelegentlich dabei, dass ich an meinen Tod denke und ihn sogar begrüßen würde. Ja = 3 Punkte
>
> **Zählen Sie die Punkte zusammen.**
> *8 bis 11 Punkte:* Ihre Beschwerden hängen möglicherweise mit einer depressiven Stimmungslage zusammen – irgendwas läuft schief in Ihrem Alltag.
> *12 bis 15 Punkte:* Vorsicht! Sie könnten am Beginn einer Depression stehen.
> *Über 15 Punkte:* Sie sollten unbedingt einen Arzt (einen Psychiater oder Psychotherapeuten) aufsuchen und ihm Ihre Probleme schildern. Das wäre auch für Ihr Herz von Vorteil. Und keine Angst: Die früher so verbreitete Diskriminierung seelisch Kranker ist weitgehend eine Sache der Vergangenheit.

Liebeskummer und Lebensangst

Oft genügen schon eher alltägliche Sorgen, um in eine körperlich-seelische Krise zu geraten, die zwar keiner echten Depression entspricht, aber dennoch Herz und Kreislauf gefährdet.

Die 55-Jährige, die am Arbeitsplatz massiv gemobbt wird und weiß, dass sie keine neue Arbeit mehr finden wird, wenn sie jetzt

KAPITEL 4
HERZ UND SEELE

kündigt. Die junge Mutter, die ihr Kind alleine erzieht und trotz aller Sparsamkeit nicht genug Geld hat, um es gesund zu ernähren, einigermaßen anständig anzuziehen oder mit den Schulkameraden auf Klassenausflüge fahren zu lassen. Oder der ältere Mann,

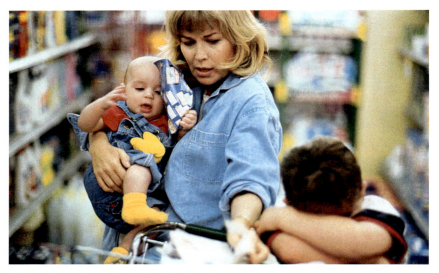

Alltagsstress kann ein Risiko für das Herz sein.

dessen geliebte Partnerin mit einem Jüngeren auf und davon ging und der überzeugt ist, dass das Leben für ihn jetzt keinen Sinn mehr hat.

»Alltagsdepression« nennt man die verzweifelte Stimmung in solchen Notlagen. Die schwarzen Gedanken können zwar den Körper und seine Funktionen stark beeinflussen, aber sie verschwinden wieder, sobald die Situation bewältigt ist. Solange sie anhalten, spielen sich allerdings ähnliche Stoffwechselentgleisungen ab wie bei einer echten Depression. Daher sind auch solche Episoden eine Belastung für das Herz.

Im umgekehrten Sinn hat die enge Beziehung zwischen Körper und Seele auch Folgen, wenn bei einem Menschen eine Herzkrankheit festgestellt wurde. Vor allem bei einer chronischen Herzschwäche (siehe Kapitel 2, ab Seite 29) oder nach einem Herzinfarkt

KANN MAN AN GEBROCHENEM HERZEN STERBEN?

merken die Betroffenen oft, dass sie nicht mehr so wie bisher weiterleben können. Körperliche Anstrengungen – bisher vielleicht kein Problem – fallen zunehmend schwer. Als Herzpatient muss man oft Tätigkeiten aufgeben, die einem bis dahin wichtig waren: bestimmte Sportarten, anstrengende Reisen, manchmal – und das empfinden viele verständlicherweise als besonders bedrückend – sogar den Beruf. Dazu kommt die Vorstellung, dass dies wohl der Anfang vom Ende sei. 20 bis 30 Prozent der Patienten mit einer Herzschwäche durchleben deshalb eine *depressive Episode*, wie die Fachleute es nennen, wobei sowohl körperliche Prozesse als auch psychische Faktoren dazu beitragen. Die Selbstgewissheit ist dahin, viele Patienten lauschen ständig in sich hinein und reagieren ängstlich auf die leiseste Veränderung ihres Zustands. Meist dauert es einfach eine gewisse Zeit, bis sie sich und ihrem Körper wieder mehr zutrauen.

Wenn Sie oder ein Angehöriger zu diesen Patienten gehören, dann haben Sie in dieser Situation viele Möglichkeiten, Seele und Körper zu stärken. Immer vorausgesetzt, dass Ihr Arzt einverstanden ist, können Sie sich – beispielsweise – mit Musik- oder Tanztherapie beschäftigen, Entspannungsübungen erlernen oder an einer Herzsportgruppe teilnehmen (siehe Seite 52). Gerade diese Sportgruppen mit einem individuell genau dosierten Training sind eine hervorragende Methode, das Herz wieder in Schwung zu bringen und gleichzeitig ein Gefühl dafür zu entwickeln, wie viel Sie Ihrem Körper jetzt zumuten können. Auch die Teilnahme an einer Selbsthilfegruppe wirkt sich positiv aus. Die Gemeinschaft von Menschen mit ähnlichen Problemen hilft, über Mutlosigkeit und Niedergeschlagenheit hinwegzukommen, weil man erfährt, dass auch andere Ängste haben, dass auch sie regelmäßig Medikamente einnehmen müssen, aber auch, dass das veränderte Leben durchaus neue und interessante Seiten bereithält.

KAPITEL 4
HERZ UND SEELE

▶ POCHEN, STOLPERN, STECHEN –
DIE FUNKTIONELLEN HERZBESCHWERDEN

»Frau Doktor, ich habe Angst, dass mit meinem Herzen etwas nicht stimmt! Ich habe immer wieder dieses Stechen in der Brust und muss dann ganz tief durchatmen, und manchmal verschwindet es dadurch. Was kann das nur sein?«

Es gibt eine erstaunlich große Zahl von Menschen, die sich für herzkrank halten, obwohl dafür offensichtlich kein Grund besteht. Sie sind immer wieder gründlich untersucht und für gesund erklärt worden, haben x-mal den Arzt gewechselt, weil man sich vermeintlich nicht intensiv genug um sie gekümmert hat, und hoffen nun, dass man endlich eine Diagnose stellt, die ihren Ängsten entspricht. »Herzphobie« oder »Herzneurose« heißt die ständige Furcht, mit der sie Pochen, Stolpern, Stechen oder sonstige vage Schmerzen in der Brust spüren und als Symptome einer möglichen Krankheit deuten.

Man täte ihnen Unrecht, wenn man ihre Beschwerden als »Einbildung« bezeichnen würde, denn sie empfinden sie ja tatsächlich, auch wenn sie ihnen nur von ihrer Seele vorgegaukelt werden, meist als Hinweis auf psychische Probleme, wie sie viele Menschen mit sich herumschleppen. Die Medizin nennt diese Symptome *funktionelle* Herzbeschwerden – im Gegensatz zu denen, die eine *organische* Ursache haben, zum Beispiel eine Entzündung des Herzmuskels, die man objektiv diagnostizieren und beurteilen kann. Es ist meist ausgesprochen schwierig, die Patienten von der Ungefährlichkeit ihrer Beschwerden zu überzeugen und mit ihnen therapeutische Wege zu beschreiten, auf denen sie langsam ihre Ängstlichkeit überwinden und sich wieder ein normales Leben zutrauen können.

Ein noch größeres Problem für den Arzt sind Patienten, die man als Hypochonder bezeichnet: Menschen, die auch Herzbeschwerden angeben, bei denen aber nicht die körperlichen Symptome im Vordergrund stehen, sondern die Überzeugung und gleichzeitig die tiefe Furcht, an einer lebensgefährlichen Krankheit zu leiden.

KANN MAN AN GEBROCHENEM HERZEN STERBEN?

> Diese Hypochonder oder eingebildeten Kranken sind in gewissem Sinne eben auch krank.
>
> Andererseits kommt es auch oft genug vor, dass ein Patient mit derartigen psychosomatischen Beschwerden trotz aller scheinbar normalen Befunde eben doch an einem Herzleiden, zum Beispiel an einer Verengung der Herzkranzgefäße, erkrankt ist, das sich mit den üblichen Untersuchungen nicht nachweisen lässt. Man kann als Patient deshalb nur hoffen, dass der Arzt die Diagnose »Psychisch bedingte Beschwerden – Herz gesund« nicht vorschnell stellt – und sollte deshalb vielleicht doch noch eine zweite Meinung bei einem anderen Spezialisten einholen.

Panikattacken: Die Seele rächt sich

»Ich denke jedes Mal, ich muss sterben«, klagte seinerzeit eine meiner jungen Praxishelferinnen. »Ich spüre diese panische Angst, das Rasen meines Herzschlags, ich bekomme keine Luft mehr, kalter Schweiß am ganzen Körper, Bauchkrämpfe, Schwindel. Ich weiß, dass das nur eine Panikattacke ist, trotzdem kann ich nichts dagegen tun, sondern bin diesen Gefühlen hilflos ausgeliefert.«

»Psychosomatisch« bedeutet: Einfluss der Seele auf den Körper.

Ihre Kolleginnen und ich haben einige dieser Anfälle sogar miterlebt. Sie scheinen aus dem Nichts zu kommen. Meist ohne Vorwarnung und ohne dass zunächst ein äußerer Anlass erkennbar wäre. Ein unsichtbarer Dämon peitscht das Herz, treibt den Blutdruck hoch, drückt die Brust zusammen und lässt sein Opfer manchmal nach langen Minuten oder sogar erst nach Stunden zittrig und erschöpft zurück.

Wie erklärt uns die Wissenschaft dieses Phänomen? Die Seele vergisst nichts, heißt es da. Oft lässt sich eine Spur in die Kindheit verfolgen: Trennung von einem geliebten Elternteil, Vernachlässigung, Misshandlungen, sexueller Missbrauch – also Traumata, die zu schmerzlich sind, als dass ein Kind damit fertig werden könnte. Sie werden daher verdrängt, ins Unterbewusstsein verschoben und

KAPITEL 4
HERZ UND SEELE

tauchen erst später wieder aus dem Vergessen auf, meist, wenn das Kind bereits erwachsen ist.

Dann genügt manchmal ein Moment, der dem Erlebten ähnlich ist, eine Demütigung, ein Augenblick der Verunsicherung, um die einst erlittene existenzielle Not wieder aufflammen und die damals unterdrückte Angst jetzt auf diese Weise ausbrechen zu lassen. Bei anderen lässt sich ein Zusammenhang mit der Kindheit nicht nachweisen. Aber auch in diesen Fällen sind es meist angsterregende Erlebnisse, schwere Kränkungen oder sonstige traumatische Situationen, die der Psyche plötzlich eine fatale Macht über den Körper verleihen.

Glücklicherweise kann man Patienten mit Panikattacken gut helfen. Sie lernen mit der Zeit, am besten im Rahmen einer kognitiven Verhaltenstherapie (siehe Seite 122), dass sie als körperlich gesunde Menschen in dieser Situation nicht gefährdet sind, sondern den anfallsweise auftretenden Angstsymptomen etwas entgegensetzen können. Entspannungstechniken wie Autogenes Training oder Muskelrelaxation nach Jacobson und Ablenkung durch bewusst positive Gedanken wirken zusätzlich beruhigend. Nur in sehr ausgeprägten Fällen wird man – für eine begrenzte Zeit – angstlösende Medikamente einsetzen. Dies vor allem, wenn es sich um herzkranke Patienten handelt, die durch solche Anfälle tatsächlich gefährdet sein können.

Unsere fantastischen Selbstheilungskräfte

Jeder Körper will gesund sein. Er besitzt unendlich viele Möglichkeiten, sich selbst zu heilen, wenn er Schaden genommen hat. Knochen wachsen wieder zusammen (und die Ärzte brauchen nichts weiter zu tun, als dafür zu sorgen, dass die Bruchstücke in dieser Zeit schön fest aufeinanderstehen); Wunden schließen sich (und geheimnisvolle Boten sagen dem verletzten Gewebe, wann der Riss oder der Schnitt repariert ist und keine neuen Verbindungszellen mehr gebraucht werden); Infektionen lösen Alarm im Immunsystem aus und bewirken damit einen Ansturm von Killerzellen, die eingedrungene

**UNSERE FANTASTISCHEN
SELBSTHEILUNGSKRÄFTE**

► LIEBESKRANK

Dass man bereits in der Antike um die Zusammenhänge zwischen Herz und Seele wusste, zeigt eine berühmte Geschichte aus dem dritten vorchristlichen Jahrhundert: Der syrische Prinz Antiochos der Erste, Sohn des Königs Seleukos, eines Kampfgefährten von Alexander dem Großen, regierte zusammen mit seinem Vater das riesige Seleukidenreich, das vom Mittelmeer bis weit in den asiatischen Raum reichte. Das Schicksal wollte es, dass er sich unsterblich in die junge Stratonike verliebte, die aber der Vater zu seiner eigenen Frau bestimmt hatte. Die Situation schien ausweglos. Da wurde der sonst so starke Krieger Antiochos liebeskrank. Sein Lebensmut erlosch, bald schlug sein Herz nur noch schwach, und alle rechneten mit seinem Ableben. Dem verzweifelten Vater – es ging schließlich auch um die Erbfolge der Seleukiden – blieb nichts anderes übrig, als großmütig auf die schöne Gattin zu verzichten und sie dem Sohn zu überlassen. Antiochos' Seele wachte daraufhin aus der Erstarrung auf, und er wurde wieder gesund. Stratonike gebar ihm vier Kinder, von denen der älteste Sohn sein Nachfolger wurde.

Litt Antiochos an einer Depression? Handelte es sich um einen frühen Beweis des Broken-Heart-Syndroms? Egal. Die Legende vom liebeskranken Königssohn hat sich über viele Jahrhunderte erhalten und Künstler immer wieder zur Darstellung der dramatischen Vorgänge inspiriert.

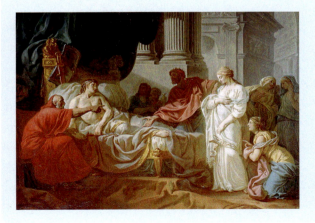

Jacques Louis David: Antiochos und Stratonike (1774)

KAPITEL 4
HERZ UND SEELE

Bakterien oder Viren vernichten. Da, wo ein Blutgefäß verletzt wurde oder sich verschlossen hat, können neue Blutgefäße – ein sogenannter Umgehungskreislauf – entstehen. Und gelegentlich regeneriert sich sogar ein ganzes Organ, beispielsweise die Leber. (Das Herz schafft das leider – noch? – nicht. Obwohl die Forscher optimistisch sind, in naher Zukunft die Reparatur des Herzmuskels mittels eigener Stammzellen anregen zu können.) Es vergeht ohnehin kein Tag, an dem im Wunderwerk des menschlichen Organismus nicht irgendwo eine kleinere oder größere Reparatur nötig wird.

Psychokardiologie ist die Wissenschaft von den Zusammenhängen zwischen Herz und Seele.

Bis vor Kurzem glaubte man, es handele sich dabei um automatische Vorgänge und die Zellen folgten lediglich einem eingebauten Programm. Im Prinzip stimmt das natürlich. Neuere Erkenntnisse haben uns aber gezeigt, dass Seele und Geist bei diesen Heilungsprozessen eine ganz wichtige Rolle spielen. Dass eine positive Haltung zum eigenen Körper und zu den Therapiemaßnahmen, dass Hoffnung und Zuversicht den Erfolg der Behandlung stark beeinflussen können. Heilung ist demnach eine Aufgabe des ganzen Menschen – seines Körpers, seines Geistes und seiner Seele. Wir Ärzte und unsere Patienten müssen lernen, diese Kräfte der Seele und des Geistes zu mobilisieren und für die Gesundheit einzusetzen. Diese ganzheitliche Form von Medizin ist Grundlage allen Heilens. Wie stark ihre Rolle auch bei Störungen – oder Verstörungen – zwischen Herz und Seele ist, hat man erst in den letzten Jahren umfassend erforscht. Inzwischen hat das Fach **Psychokardiologie** diese gegenseitigen Einflüsse in das Bewusstsein vieler Ärzte gebracht.

Wie lassen sich diese Erkenntnisse umsetzen? Wie unterstützt man den Körper in seinem Bestreben, wieder »ganz«, also gesund zu werden? Wie hilft man dem Herzen, sich von seelischen Verwundungen zu erholen? Oder, vielleicht noch wichtiger, wie hilft man dem Körper, seine Abwehrkräfte so zu stärken, dass man gar nicht erst krank wird?

Ich denke, vier unterschiedliche Energiequellen stärken unsere Selbstheilungskräfte:

UNSERE FANTASTISCHEN SELBSTHEILUNGSKRÄFTE

- Die Wahrnehmung des eigenen Körpers und der Signale, mit denen er uns über seinen Zustand informiert.
- Die allgemeine Kräftigung, die der Organismus durch körperliche Aktivität und gesunde Ernährung erfährt.
- Die Art und Weise, wie sich Patienten von ihrem Umfeld, besonders aber von ihren Ärzten, angenommen, ermutigt und unterstützt fühlen.
- Die Fähigkeit innezuhalten, innere Ruhe zu finden und das »andere Ich« wahrzunehmen, also den Teil von uns, der sich hinter Verstand und Funktionieren-Müssen verbirgt und auf den wir in unserem gehetzten und mit Problemen beladenen Alltag oft zu wenig Rücksicht nehmen.

Den eigenen Körper verstehen lernen

Wenn Sie beim Spazierengehen von einem Gewitterregen überrascht werden und nass nach Hause kommen, gibt Ihnen Ihr Körper durch mehr oder weniger starkes Frösteln ganz klar zu verstehen: *Mir ist kalt! Zieh dich um!* Jeder, der nur einen Funken Verstand besitzt, erkennt, dass sein Körper recht hat, und folgt der Mahnung: Er zieht sich etwas Trockenes an.

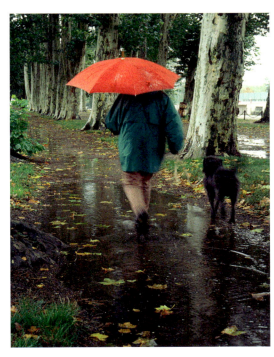

Komplizierter wird es, wenn die Signale nicht so eindeutig sind.

Zum Beispiel bei Rückenschmerzen. Hunderttausende von Erwachsenen jeder Altersgruppe klagen über Schmerzen an der Wirbelsäule. Dumpfe oder stechende, ziehende oder drückende, im Liegen, Gehen,

KAPITEL 4
HERZ UND SEELE

Stehen oder Sitzen. Die Betroffenen vermuten »Rheuma« oder »die Bandscheibe« als Ursache und gehen, wenn es ganz schlimm wird, zum Arzt. Wenn sie großes Glück haben, geraten sie an einen, der nicht als Erstes die große Diagnose-Maschinerie mit Röntgen- und Kernspinaufnahmen anwirft – bei denen zwar fast immer irgendwelche degenerative Veränderungen gefunden werden, die aber nur in seltenen Fällen etwas mit den akuten Schmerzen zu tun haben. Denn diese entstehen in 90 Prozent der Fälle auf andere Weise, nämlich durch starke Verspannungen und Verhärtungen der Rückenmuskulatur. Um sie zu erkennen, muss der Arzt den Patienten und seine Wirbelsäule allerdings sorgfältig und mit seinen Händen untersuchen – eine Maßnahme, die heute, im Zeitalter der technischen Diagnosemittel, schlecht bezahlt und daher leider nicht mehr selbstverständlich ist.

Frauen haben ein besseres Gespür für ihren Körper als Männer.

Erst dann wird nämlich meist klar, dass da etwas an der Seele des Patienten zerrt, die wiederum das Ziehen und Zerren an den Körper weitergibt und dadurch ein warnendes Signal aussendet: *Du hast dich überlastet. Durch deinen ständigen Ärger mit dem Chef oder durch die dauernde Hetze mit Beruf, kleinen Kindern und dem Haushalt verkrampfen sich deine Muskeln. Du brauchst Urlaub, einen guten Physiotherapeuten und vor allem ein richtiges Entspannungstraining.*

»Körperintelligenz« bedeutet, auf die Botschaften zu achten, mit denen uns der Körper auf Störungen oder Überforderung aufmerksam macht.

Es geht also darum, aufmerksam zu sein, wenn wir die Signale des Körpers wahrnehmen und richtig interpretieren wollen. Dass viele geringfügige Störungen – etwa eine Erkältung mit Schnupfen und Halsweh oder ein blauer Fleck nach einem harmlosen Sturz – von selbst wieder vergehen, sollte uns nicht dazu verleiten, Botschaften unseres Körpers zu ignorieren. Etwa: *Spürst du nicht, dass du seit Kurzem beim Treppensteigen viel mehr Luft brauchst, dass du schwerer atmest? Schwerer atmen heißt, etwas stimmt nicht – mit dem Herzen oder mit der Lunge. Geh und lass dich untersuchen!*

Womit wir wieder beim Herz wären.

UNSERE FANTASTISCHEN SELBSTHEILUNGSKRÄFTE

Frauen haben übrigens ein viel besseres Gefühl für ihren Körper als Männer, eine Tatsache, die noch nicht ausreichend erklärt ist. Mag sein, dass es an den monatlichen Veränderungen des weiblichen Körpers liegt (und an der Möglichkeit einer Schwangerschaft), die sie zu guten Beobachterinnen macht, oder vielleicht an einer angeborenen größeren Sensibilität. Männer halten sich jedenfalls oft für unbesiegbar und reagieren deshalb oft zu spät auf die Warnzeichen ihres Körpers. (Ein sehr bekannter bayerischer Politiker wäre fast gestorben, weil er eine schwere Entzündung seines Herzmuskels – eine Myokarditis – trotz deutlicher Symptome lange Zeit ignorierte.) Auf diesem Gebiet müssen viele Männer jedenfalls noch dazulernen.

Die erstaunlichen Placebo-Effekte

Ein neues, vielversprechendes Medikament gegen hohen Blutdruck wird in einer wissenschaftlichen Studie getestet. Das »Studien-Design«, also die Vorgaben und der Aufbau der Tests, folgen einem international festgelegten Muster: Die Patienten, die an der Studie teilnehmen sollen, werden in zwei Gruppen aufgeteilt, wobei die Personen der einen Gruppe nach Alter, Geschlecht, Gewicht, Schwere ihres Hochdrucks möglichst genau denen der zweiten Gruppe entsprechen müssen. Alle Patientinnen und Patienten wissen (und haben sich damit einverstanden erklärt), dass sie an einem Experiment teilnehmen und dass es nicht sicher ist, ob sie dieses neue Medikament auch wirklich bekommen. Eine der beiden Gruppen erhält nämlich nur ein Scheinmedikament.

Tatsächlich hat der Zufallscomputer sie entweder der einen oder der anderen Gruppe zugeteilt. Alle bekommen völlig gleich aussehende Tabletten, die sie zuverlässig einnehmen sollen. Niemand, weder die Patienten noch die Ärzte, die die Studie überwachen, weiß, wer das echte Medikament und wer das »Placebo«,[14] die Zuckertablette, schluckt.

---

14 »Placebo« kommt aus dem Lateinischen und heißt wörtlich: Ich werde gefallen.

KAPITEL 4
HERZ UND SEELE

Nach ein oder zwei Wochen und dann wieder zu festgelegten späteren Zeitpunkten misst man den Blutdruck der Patienten und befragt sie nach Befinden und möglichen Nebenwirkungen.

Dann werden die Daten der Teilnehmer »entblindet«, also aufgedeckt, und dabei machen die Leiter der Studie, die als Einzige darüber informiert waren, wer was erhielt, eine merkwürdige Feststellung. Die Personen, die das »wahre« Mittel (»Verum«) einnahmen, konnten ihren Blutdruck dadurch eindeutig (»signifikant« heißt der Fachausdruck) senken. Aber der Blutdruck der Patienten, die nur Zuckertabletten bekamen, ist ebenfalls niedriger als zu Beginn der Studie – wenn auch nicht so deutlich.

Das persönliche Umfeld eines Patienten kann entscheidend zur Heilung beitragen. Die entsprechenden Stichworte heißen »Zuversicht«, »Anteilnahme« und »Für den anderen da sein«.

Was ist da geschehen?

Da sich dieses Phänomen bei so gut wie allen derartigen Tests zeigt, hat die Wissenschaft daraus geschlossen, dass allein die Vorstellung, ein gutes Medikament gegen eine Krankheit zu erhalten, die Vorgänge im Körper maßgeblich beeinflusst. Das Prinzip Hoffnung, das spürbare Interesse der betreuenden Ärzte, das Gefühl, ernst genommen zu werden, bewirken eine Veränderung der Signale, die vom Gehirn an das Herz und an die Blutgefäße gehen, das heißt, sie steigern die Selbstheilungskräfte. Gleiche Erfahrungen hat man bei Studien mit Schmerzmitteln, Herzmedikamenten und sogar bei Akupunktur-Behandlungen gemacht. Inzwischen weiß man, dass sogar scheinbar unbedeutende Dinge wie die Form und Farbe einer Tablette, die Freundlichkeit der Arzthelferin, vor allem aber der Arzt selbst, seine Stimme, sein Eingehen auf die Persönlichkeit des Patienten und seine Empathie – sein Mitgefühl (nicht Mitleid!) – eine wesentliche Rolle für den Behandlungserfolg spielen. (Höchste Zeit, dass dies den Medizinstudenten klargemacht wird.)

Letzten Endes aber ist es der Patient selbst, der die Kräfte in sich entdecken und freisetzen muss, die ihm helfen, Schwäche und

BESÄNFTIGTE SEELE
BELEBTER KÖRPER

Krankheit nach Möglichkeit zu überwinden. Nicht nur das Herz, sondern der ganze Körper, vor allem auch das Immunsystem, reagiert sehr sensibel auf psychische Befindlichkeiten. Deshalb ist es so wichtig – bereits als Gesunder, erst recht aber als Kranker –, die seelischen Energiequellen immer wieder aufzuladen.

> ▶ **DIE MACHT DER ERWARTUNG**
> Den Einfluss von Geist und Seele auf den Körper zeigt auch ein aktueller Bericht in der Zeitschrift NOVA, dem Organ der Deutschen Schmerzliga e.V. Darin wird in einer Studie bewiesen, dass Patienten, denen man gesagt hat, dass sie jetzt gleich bestimmten stärkeren Schmerzen ausgesetzt werden, diese Schmerzen viel heftiger empfinden als andere Patienten, denen man vorher keine derartigen Ängste machte. Die Erwartungshaltung verändert demnach die Intensität von Schmerzempfindungen – im negativen wie im positiven Sinn.

Besänftigte Seele – belebter Körper

Die Psychologen haben herausgefunden, dass es neben den Menschen, die an einer Depression leiden, drei Persönlichkeitstypen gibt, deren Herz besonders gefährdet ist:

- **Die Aggressiven**, die eher grimmig in die Welt schauen, sich »nichts gefallen lassen« und ständig glauben, sich verteidigen zu müssen.
- **Die Überforderten** mit einer Alltagsdepression, denen man ansieht, dass sie in einem Hamsterrad strampeln, und die nicht mehr daran glauben, ihr Leben noch mal in den Griff zu bekommen.
- **Die Hochmotivierten**, die extrem leistungsorientiert und stolz auf ihre Tüchtigkeit sind und ihre 70-Stunden-Woche zur Bestätigung ihres Selbstwertes brauchen.

KAPITEL 4
HERZ UND SEELE

Für sie alle gilt: Stress abbauen! Zu innerer Heiterkeit und Gelassenheit finden! Egal, ob sie bereits einen Herzinfarkt gehabt haben und ein zweiter droht oder ob sie einer Schädigung des Herzens noch zuvorkommen können. (Negativen Stress abbauen sollten wir natürlich alle.)

Der erste Schritt zur Genesung von Stressgeplagten heißt Entschleunigung des Lebens.

Es gibt unendlich viele Methoden, mit denen man psychische Belastungen wie Depression, Angst, Wut, fehlenden Lebensmut, aber auch Arbeitsbesessenheit behandeln kann. Man darf sich eine solche Therapie allerdings nicht als Patentrezept vorstellen, so in der Art: Ich gehe jetzt sechs Wochen zum Entspannungstraining – danach geht es mir wieder gut. Die Belastungen, die zu einer Erkrankung geführt haben, waren meist über längere Zeit wirksam, sodass auch eine Umprogrammierung von Gefühlen und Verhalten – beides Funktionen, die in unseren Gehirnzellen gespeichert sind und von dort den Körper beeinflussen – nicht von heute auf morgen erfolgt.

Um zum Kern Ihrer individuellen Probleme und zur Einsicht in Ihre Seelenstruktur vorzudringen, brauchen Sie vor allem eines: den richtigen Arzt oder einen kompetenten Psychologen, der nicht nur gut ausgebildet ist, sondern sich wirklich auf Sie einlässt und *sich Zeit nimmt*.

Zeit ist heute zu einem kostbaren Gut geworden. Die Ungeduld, früher ein Zeichen von Temperament und wachem Geist, hat sich über unser ganzes Leben hergemacht. Die Verbreitung von Nachrichten, Kommunikation unter Freunden oder Kollegen, das geschieht heute blitzschnell, via E-Mail, Twitter usw. Arbeitsabläufe in Fabriken, Betrieben und leider auch in Krankenhäusern werden »gestrafft«, also verkürzt – und die dort Beschäftigten sind gezwungen, das hohe Tempo mitzumachen. Schon Kindern in den Entwicklungsjahren fehlt die so wichtige Muße, das Herumhängen mit den Freunden, auch die kreative Langeweile, weil man sie zu einem Lerntempo zwingt, das notwendig ist, um – beispielsweise – den Stoff von neun Gymnasialklassen

BESÄNFTIGTE SEELE BELEBTER KÖRPER

in acht Jahren zu bewältigen. Auch die Universitäten haben die Studienzeiten auf ein Minimum zusammengestrichen – freie Entfaltung, neue Ideen entwickeln oder auch mal am Lernen Spaß haben: Fehlanzeige.

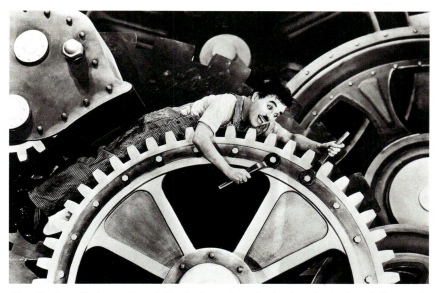

Charlie Chaplin hat schon früh die brutalen Methoden der industriellen Welt auf seine unnachahmliche Weise deutlich gemacht.

Die Beschleunigung des täglichen Lebens hat uns alle ergriffen. Sie ist ohne Zweifel einer der Gründe für die zunehmenden Verstörungen und depressiven Erkrankungen in unserer westlichen Welt – und eine der größten Gefahren für unser Herz. Deshalb sollte jede Seelenarbeit hier ansetzen.

Einige Methoden, die dabei helfen, möchte ich Ihnen im Folgenden vorstellen.

KAPITEL 4
HERZ UND SEELE

Meditation: Reise in die innere Welt

Meditation ist eine über 2000 Jahre alte Technik – oder vielleicht sollte man besser sagen: Kunst –, mit der man sowohl äußere Sinneseindrücke wie auch die eigenen Gedanken ausblenden und sich völlig auf sein geistiges Ich und die Erweiterung des eigenen Bewusstseins konzentrieren kann. Man erforscht dabei eben *nicht*, wie in der Psychoanalyse, Erinnerungen und Zusammenhänge mit früheren Ereignissen und verdrängten Erlebnissen, sondern versucht, die geistigen Kräfte frei schweben zu lassen und den Augenblick selbst intensiv wahrzunehmen. Es ist, im weitesten Sinn, eine Art Gehirntraining.

Meditation ist der Königsweg zu innerer Ruhe und Gelassenheit.

»Wir müssen lernen, in der Frische des Augenblicks zu verweilen – das Vergangene ist vorbei, die Zukunft noch nicht erschlossen, und wenn man in reiner Achtsamkeit und Freiheit verharrt, dann kommen die störenden Gedanken, aber sie gehen auch wieder, ohne Spuren zu hinterlassen – das ist Meditation«, sagt der französische Professor für Molekularbiologie Matthieu Ricard, der seit einigen Jahren als buddhistischer Mönch in Nepal lebt.[15]

Das hört sich vielleicht zunächst sehr fremd und schwierig an. Tatsächlich wird Meditation meist, aber nicht immer, als Teil fernöstlicher religiöser Lehren praktiziert, mit dem Ziel, Menschen zu innerer Freiheit und Frieden, zu mehr Güte und zu einer Lebenseinstellung zu verhelfen, die dem Einzelnen und seinen Mitmenschen mehr Glück verspricht. Mit unseren heutigen Kenntnissen von der Struktur und den Funktionen des Gehirns und mit dem Wissen, dass das Gehirn sich verändern lässt und sich ohnehin ständig verändert, würde man vielleicht sagen: Wir selbst können uns, also unser Gehirn, unsere Bedürfnisse, unsere Art zu denken, neu programmieren, dem Augenblick mehr Bedeutung geben und den alltäglichen Ärger und unsere Sorgen dadurch weniger wichtig werden lassen.

---

15 Wolf Singer, Matthieu Ricard: Hirnforschung und Meditation, Suhrkamp Verlag, Frankfurt/Main 2008, S. 14

BESÄNFTIGTE SEELE
BELEBTER KÖRPER

Deshalb kann das spirituelle Erlebnis der Meditation eben auch ein fabelhaftes Mittel gegen den Stress sein, der unserem Herzen so zusetzt. Die positive Wirkung auf erhöhten Blutdruck, Herzrhythmusstörungen und sogar den Cholesterinspiegel ist längst nachgewiesen.

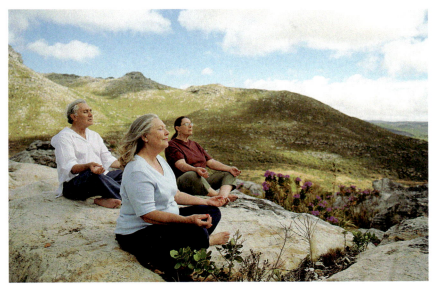

Meditation ist ein wunderbares Mittel, um sich vom Alltag zu lösen.

Es ist natürlich nicht so leicht, sich in diesen Zustand zu versetzen, in dem man nicht mehr denkt, nicht mehr überlegt, was man heute noch alles zu tun hat. »Unser Geist ist wie ein Schmetterling. Eine Weile bleibt er auf der Blüte, seinem Zielobjekt, sitzen, dann fliegt er ohne ersichtlichen Grund weg, um doch wieder zu dieser Blüte zurückzukehren«, so Professor Matthieu Ricard. Man braucht deshalb, zumindest am Anfang, einen guten Lehrer, der einem hilft, die Konzentration und Achtsamkeit zu entwickeln, die nötig sind, um sich in diese eigene innere Welt zu begeben. Später, so berichten Leute, die die Technik gelernt haben, sei es ganz leicht, sich in kürzester Zeit in diesen Zustand zu versetzen, der innere Ruhe

Meditation (lateinisch: Ausrichtung zur Mitte) gilt in vielen Religionen und Kulturen als wichtige spirituelle Übung.

KAPITEL 4
HERZ UND SEELE

und ein merkwürdiges Wohlbehagen mit sich bringt. Dass dabei der Geist – im Gegensatz zu den üblichen Entspannungsmethoden – unheimlich wach ist, haben Neurowissenschaftler gezeigt, die Personen mit großer Erfahrung im Meditieren dabei untersuchten. Sie waren verblüfft, welche ungewöhnlich starken Ausschläge die elektrischen Hirnstromkurven aufwiesen.

> ▶ **GESTÄRKT UND GETRÖSTET**
>
> Meditation kann aber noch mehr, als Entspannung zu vermitteln. Ich erinnere mich oft an eine junge Familie, deren Vater mit erst 33 Jahren tragischerweise an Krebs starb. Einige Monate vor seinem Tod begannen er und die Familie, samt Kindern im Alter von fünf und acht Jahren, unter Anleitung eines sehr guten Lehrers ein Meditationstraining. Erstaunlicherweise wurden die Schmerzen danach von Tag zu Tag geringer. Der Kranke konnte ruhig und heiter seine Freunde empfangen, um von ihnen Abschied zu nehmen, und sein Tod war leicht. Auch seine Frau und die Kinder wirkten trotz dieses schrecklichen Verlustes irgendwie gelassen und getröstet. Sie hatten gelernt, das Leben, egal, was es bringt, in jedem Moment als Kostbarkeit zu empfinden.

Erkennen, was mich krank macht: Kognitive Verhaltenstherapie

Wenn Sie zu den möglichen Stressopfern gehören, dann gibt es ein sehr wirksames Verfahren zum Abbau Ihrer inneren Verspannungen, und zwar über Ihren Verstand – mit dem Ziel, die falschen Vorstellungen, die sich in Ihrem Kopf festgesetzt haben, zu korrigieren und dadurch auch Stressfallen in Ihrem Alltag zu beseitigen.

Was heißt Kognitive Verhaltenstherapie, und was steckt dahinter?

»Kognitive Leistung« (der Ausdruck kommt vom lateinischen cognitio = Erkenntnis) bedeutet: Ich nehme etwas wahr, ich lerne etwas kennen oder einfach, ich *erkenne* etwas. Der Patient soll den Zusammenhang zwischen seiner Persönlichkeit und seinen Problemen *für sich erkennen,* das Erkannte in sein Denken und Fühlen

BESÄNFTIGTE SEELE
BELEBTER KÖRPER

übertragen und als Konsequenz sein tägliches Leben verändern. Es handelt sich also letzten Endes um einen Lernprozess. Der verstandesmäßigen Einsicht folgen in vielen Fällen entsprechende Alltagsübungen. Dadurch soll das neue Verhalten im Gehirn verankert und so zur Gewohnheit werden.

Ein einfaches Beispiel: Johanna M., Managerin einer Handelskette, galt schon in der Schule als Streberin. Sie war – wie alle Streber – nicht beliebt, hatte so gut wie keine Freunde. Zu Hause hieß es nicht: Wie war es in der Schule? Erzähl doch mal!, sondern: Welche Note hast du in Mathe? Warum hast du in Deutsch nur eine Drei? Die Liebe der Eltern schien für sie nur von ihren Leistungen abzuhängen. Diese traurige Erfahrung prägte ihr Leben. Sie glaubte sich auch als Erwachsene nur anerkannt, geachtet, geliebt, wenn sie tolle Leistungen vorweisen konnte. Dadurch geriet sie unter einen starken inneren Druck und entwickelte eine Versagensangst, die sie durch ihr ganzes privates wie auch berufliches Leben begleitete und sie irgendwann krank machte: Verengung der Herzkranzgefäße. Mit 49 Jahren.

In der Reha musste sie einen mühsamen Lernprozess durchlaufen. Ihr wurde langsam klar, dass ihr Selbstbewusstsein nicht erst jetzt, nach einer schweren Krankheit, die verständlicherweise mit Ängsten und Depressionen einherging, in den Keller gerutscht war. Tatsächlich hatte sie wohl schon immer ein negatives Bild von sich, das heißt, sie hielt nichts von sich als Mensch und als Frau. Dieses fehlende Selbstwertgefühl versuchte sie durch übermäßige Arbeit und Geldverdienen zu kompensieren. Mit dem neuen, zunächst schmerzhaften Blick auf sich selbst begann ihre Therapie.

Es geht der Medizin und Psychologie in solchen Fällen vor allem um die Überwindung von eingefahrenen negativen Gedanken und die Entwicklung eines neuen Gefühls der Sicherheit, der positiven Erwartung, der Überzeugung, etwas für sich und sein Leben bewirken zu können. »Selbstwirksamkeit« (»Self-efficacy«) nennen Fachleute diese Haltung. Mit anderen Worten: Der Patient muss wieder lernen, an sich und seine innere Kraft zu glauben.

KAPITEL 4
HERZ UND SEELE

▶ DER TRICK MIT DEM ANGELHAKEN

Die neue Art zu denken, sich mehr zuzutrauen und auch einmal Nein sagen zu können, lässt sich natürlich nicht von heute auf morgen erlernen. Wir neigen dazu, immer wieder in die alten Denkmuster zu verfallen und unsere Gedanken wie eine Spielzeugeisenbahn im Kreis herumzuschicken.

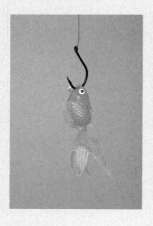

Der amerikanische Psychologe L.H. Powell hat sich eine raffinierte Geschichte einfallen lassen, um seinen Patienten mehr Widerstandskraft in möglichen Stresssituationen anzutrainieren. Seine Methode heißt »The Hook« (der Haken oder Angelhaken). Dabei werden Patienten zunächst in einer Gruppe ermutigt, Situationen zu beschreiben, in denen sie regelmäßig Ärger, Anspannung oder Zorn empfinden, das heißt unter Stress geraten. Danach sucht man nach Möglichkeiten, die innere Einstellung zu diesen Situationen zu verändern. Die Patienten sollen erkennen, welche Auslöser solchen negativen Erlebnissen meist zugrunde liegen. Diese Auslösesituation wird jeweils genau definiert und dann als »Angelhaken« versinnbildlicht. Ein inneres Warnsignal soll die Betroffenen in Zukunft davor bewahren »anzubeißen«, das heißt, sie sollen immer wieder versuchen, in den kritischen Momenten – wenn sie den Angelhaken mit dem verführerischen Köder vor Augen haben – eben NICHT danach zu schnappen, sondern einen anderen, gelassenen Umgang mit der Situation einzuüben.[16]

Eine prima Idee, die wir alle jederzeit ausprobieren können. (Ich zum Beispiel will mich in Zukunft bemühen, keine Wutausbrüche mehr zu bekommen, wenn ich wieder Streit mit meinem Computer habe ...)

---

16 Christoph Herrmann-Lingen et al.: Psychokardiologie, Deutscher Ärzte-Verlag, Köln 2008, S. 270

> BESÄNFTIGTE SEELE
> BELEBTER KÖRPER

Gegen starre Muskeln und negative Gedanken: Stressbewältigung

Die Fachleute betonen, dass es keine generelle Standardtherapie zur Stressbewältigung gibt – die Methode muss zur Persönlichkeit und den Lebensumständen des Einzelnen passen. Dagegen weiß man aber recht genau, welche Methoden NICHT zum Erfolg führen. Es sind Verhaltensweisen, die mit Eskapismus, also mit Flucht vor dem Problem, zu tun haben. Alkohol, Medikamente – auch und gerade solche, die beruhigend wirken sollen – decken die Situation vielleicht für einige Stunden zu, um danach umso deutlicher das Gefühl des Versagens und der Hilflosigkeit zu hinterlassen und damit neue Belastungsmomente aufzutürmen. Dass man nicht rauchen soll, obwohl Nikotin durchaus entspannend wirken kann, brauche ich Ihnen nicht zu sagen. Rauchen verstärkt die Veränderungen in den Blutgefäßen, von denen Stressgeplagte ohnehin stärker betroffen sind.

Entspannung, körperliche und seelische, ist aber extrem wichtig, um zu verhindern, dass ein gestresstes Nerven- oder Hormonsystem dem Herzen schadet. Hier einige bewährte Techniken:

Autogenes Training

Die Kunst, sich innerhalb von wenigen Minuten in einen völlig gelösten, tranceähnlichen Zustand zu versetzen. Man braucht allerdings mehrere Übungsstunden und einen kompetenten Trainer, um die Technik zu erlernen. Durch die Kontrolle des Atems und die allmähliche Entspannung aller Körperteile, von den Zehenspitzen bis zur Gesichtsmuskulatur, kann man willkürlich Schmerzen ausblenden und Verkrampfungen lösen. Auch das Gehirn kommt dadurch zur Ruhe, Probleme verflüchtigen sich. Nach einiger Zeit »erwacht« man wieder und fühlt sich erfrischt. Geübte können diese Selbsthypnose mehrmals am Tag und an allen möglichen Orten praktizieren, ob am Schreibtisch, in der U-Bahn oder auf dem Sofa. Autogenes Training wird an vielen Volkshochschulen und in psychologischen Praxen gelehrt.

KAPITEL 4
HERZ UND SEELE

Feldenkrais
Moshé Feldenkrais wurde 1904 in Russland geboren, verbrachte seine Jugend in Palästina und studierte in Paris angewandte Physik. Durch eine schwere Knieverletzung kam er darauf, seine Bewegungsmuster zu studieren und seine Körperwahrnehmung zu schärfen. Er entdeckte für sich eine Gehweise, durch die seine Verletzung nicht mehr schmerzte und letztlich ausheilte. Dieser Erfolg brachte ihn auf die Idee, seine Methode, die die Sinnesempfindung, aber auch Gefühl und Denken über das Element Bewegung zur Harmonie bringt, weiter auszuarbeiten und zu veröffentlichen.

Die Teilnehmer der Kurse arbeiten mit inneren Bildern, die sie von sich selbst entwerfen und denen sie durch eine Neu-Einstudierung von Bewegungsabläufen nahekommen wollen. Dabei geht es nicht zuletzt um eine Veränderung und Erweiterung des Bewusstseins, vor allem aber um Lösung von Verspannungen und Korrektur schmerzhafter Fehlhaltungen.

Progressive Muskelentspannung nach Jacobson
Der amerikanische Arzt und Physiologe Edmund Jacobson veröffentlichte 1929 erstmals seine Forschungsergebnisse über den Zusammenhang zwischen Muskulatur und körperlichen sowie seelischen Erkrankungen. Er konnte beweisen, dass jede seelische Erregung mit einer Verkürzung der Muskelfasern einhergeht und dass die Entspannung der Muskulatur auch eine Beruhigung im zentralen Nervensystem bewirkt. Seine Progressive Muskelentspannung gilt daher als anerkannte Heilmethode bei psychosomatischen Erkrankungen.

Es werden in bestimmter Reihenfolge bewusst ganze Muskelgruppen langsam angespannt; die Spannung wird kurz gehalten und danach wieder gelöst. Dadurch erreicht man eine Entkrampfung des ganzen Körpers und gleichzeitig eine verbesserte Körperwahrnehmung. Das Verfahren hat sich auch bei hohem Blutdruck, Schlafstörungen und Kopfschmerzen bewährt.

BESÄNFTIGTE SEELE BELEBTER KÖRPER

Qigong

Die chinesische Heilgymnastik Qigong (gesprochen *Tschi-gung*) soll den Geist erfrischen und die Energie des Körpers – das »Qi« – wieder in Fluss bringen. Um das zu erreichen, lernt man eine bestimmte Atemtechnik und langsame Bewegungsabläufe mit so schönen Namen wie »Wolkentor« oder »Sagenvogel«. Wie bei all diesen Methoden braucht man einen guten Übungsleiter/leiterin und mindestens zehn Stunden Training, um die gar nicht so einfache Kombination von Atemkontrolle und Bewegungsabläufen einzustudieren. Dann aber spürt man bereits die Wirkung, vor allem durch die Verbesserung der Atemtiefe, die bis zu zwanzig Prozent mehr Sauerstoff in den Körper schleust. Millionen von Chinesen halten sich mit solchen täglich absolvierten Übungen fit, und auch die westliche Medizin ist von der Methode beeindruckt, weil sie nachweislich den Blutdruck senkt und das Immunsystem stärkt.

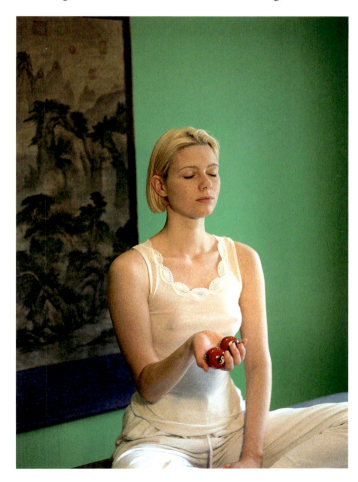

KAPITEL 4
HERZ UND SEELE

Tai-Chi

Hierbei handelt es sich um eine gesundheitsfördernde Form von »Martial Art«, dem chinesischen Kunst-Kampfsport. Die Bewegungen werden dabei extrem langsam, fließend, sozusagen in Zeit-

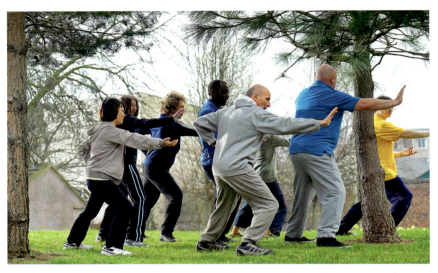

Tai-Chi ist eine Verbindung von Atemtherapie und fernöstlicher Kampfkunst.

lupe ausgeführt, was eine ziemlich gute Körperbeherrschung erfordert. Man bezeichnet die Technik auch als »Schattenboxen«. Sie soll nach den gegensätzlichen Prinzipien von Yin und Yang ein ewiges Vorwärts und Rückwärts, Aktiv und Passiv, ein Heben und Senken, ein Angreifen und Zurückweichen sein. Gut gegen Nervosität und Schlafstörungen und ein wirkungsvolles Training der Muskulatur, vor allem der Rückenmuskeln.

Innerlich frei werden

Alle beschriebenen Techniken, die zweifellos einen positiven Einfluss auf Körper und Bewusstsein haben, können Ihnen zu größerer innerer Freiheit und Gelassenheit verhelfen. Es gibt aber noch weitere Methoden, die fast die gleiche Wirkung hervorrufen: aktive Bewegung in der Natur und, soweit möglich, Sport.

BESÄNFTIGTE SEELE
BELEBTER KÖRPER

Wer ein paar Stunden durch eine interessante Landschaft wandert, vielleicht mit Hügeln und Seen, über Gebirgsalmen oder entlang eines Flusses, im Wattenmeer oder zwischen bizarren Felsformationen; wer dabei Tiere beobachtet, Kühe, Vögel, meinetwegen auch nur Ameisen, dem geht, im wörtlichen Sinn, das Herz auf. Das liegt zum einen an den Glückshormonen, *Serotonin* und *Dopamin,* die man beim Wandern oder Spazierengehen schon nach kurzer Zeit allein durch das gleichförmige Gehen im Gehirn erzeugt, zum anderen an der vertieften Atmung, der Stoffwechselbeschleunigung, am Training der Muskulatur – auch des Herzmuskels – und, ganz wichtig, an dem wunderbaren Gefühl, ein Teil der Natur zu sein.

Körperliche Aktivität in der Natur macht glücklich.

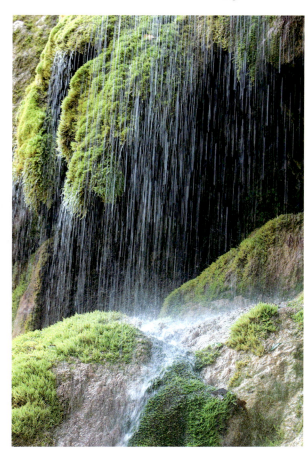

Auch Patienten mit einer eingeschränkten Herzleistung sollten sich unbedingt bewegen. Wie weit und wie schnell oder gemächlich sie gehen sollten, sagt ihnen der Arzt oder ein Pulsmesser. Wobei es günstig ist, vorher in einer Herzsportgruppe, sozusagen unter Aufsicht, die eigene Leistungsfähigkeit auszutesten (siehe auch Kapitel 2, Seite 52). Die Erfahrung, sich körperlich wieder etwas zutrauen zu können, ist ein wichtiges Element der Genesung. Übrigens: Auch wenn Sie

KAPITEL 4
HERZ UND SEELE

nicht nur älter, sondern richtig alt sind – zumindest nach Jahren –, gibt es nichts Besseres für Ihr Herz, Ihren Kreislauf und Ihre Psyche, als regelmäßig spazieren zu gehen, egal in welchem Tempo.

Ein ähnliches Ziel, nämlich Patienten wieder Selbstbewusstsein und Vertrauen zu sich und ihrem Körper zu vermitteln, haben auch die verschiedenen Angebote in Kunst-, Musik- und Tanztherapie. Egal, ob die Kreativität, die mentalen Kräfte oder die sinnliche Wahrnehmung gefördert wird – wichtig ist, dass alle diese Methoden einen Weg zu einer positiveren Sicht auf sich selbst weisen.

»Bewegung ist die Ursache allen Lebens.«
Leonardo da Vinci

KAPITEL 5

DAS HERZ IN AKUTER GEFAHR

Los Angeles. Ein berühmtes italienisches Lokal. An einem der Tische eine gut gelaunte kleine Gesellschaft, fünf oder sechs Personen. Das Essen ist prima, die Stimmung ausgelassen. Gastgeber ist ein international bekannter Filmemacher, ein großer, kräftiger Mann von 61 Jahren. Plötzlich merken seine Freunde, dass etwas mit ihm nicht stimmt. Innerhalb von Sekunden sackt er in sich zusammen, fällt vom Stuhl: Herzstillstand.

Die sofort begonnenen Wiederbelebungsversuche der Anwesenden haben keinen Erfolg, auch nicht die der innerhalb von Minuten eintreffenden Sanitäter.

Der Mann ist tot.

Tragödien wie diese geschehen jeden Tag: ein Herzinfarkt, der sich nicht angekündigt hat (oder hat er sich angekündigt, aber man hat die Warnzeichen nicht beachtet?), der einen Menschen wie mit eiserner Faust niederstreckt, der die wichtigsten Strukturen des Herzens von der Blutversorgung abschneidet, sodass keine Hilfe mehr möglich ist.

Glücklicherweise gehen die meisten dieser Herzanfälle glimpf-

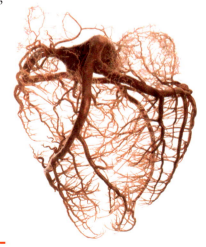

Die Arterien des Herzens

KAPITEL 5
DAS HERZ IN AKUTER GEFAHR

licher aus. Sie treffen kleinere Areale des Herzmuskels oder solche, die nicht sofort schwerste Rhythmusstörungen nach sich ziehen. Auch dann besteht Lebensgefahr. Aber mit sofortigen Maßnahmen in einer gut gerüsteten Klinik hat der Patient gute Chancen, die akute Bedrohung zu überstehen. Sein Herz kann sich wieder erholen und seine Funktion weiter erfüllen. Wenn auch meist mit reduzierter Leistung. Davon später mehr.

Was ist eigentlich ein Herzinfarkt?

Wie wir schon gehört haben, braucht ein Hochleistungsorgan wie das Herz eine optimale Versorgung mit Sauerstoff und Nährstoffen. Es ist deshalb von einem engen Netz aus Arterien umgeben, die durch ihre kleinsten Ausläufer Blut bis tief in den Muskel hineinleiten. Leider sind diese Adern – Herzkranzgefäße oder Koronararterien genannt – ziemlich anfällig für krankhafte Veränderungen. Vor allem durch die Ablagerung von Cholesterin, Blutplättchen und Kalk, wie sie bei einer allgemeinen Arteriosklerose entsteht, verringert sich der Durchmesser der Adern. Es bilden sich sogenannte *Plaques*, die wie kleine Maulwurfshügel aus der Innenwand in die Arterie ragen, das Gefäß weiter verengen und damit den Blutstrom zum Herzmuskel reduzieren.

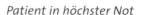

Patient in höchster Not

WAS IST EIGENTLICH EIN HERZINFARKT?

Der gefährlichste Moment ist der, in dem eine dieser Plaques aufbricht und ein Pfropfen aus Fett, Blutplättchen und Zellgewebe in den Blutstrom gerät. Irgendwo bleibt der Pfropfen stecken und verschließt an dieser Stelle das Gefäß.

Das bedeutet, dass der Teil des Herzmuskels, der von dieser Arterie versorgt wurde, innerhalb weniger Stunden abstirbt – ein Super-GAU, weil dadurch die ganze Architektur des Herzens und seine Funktion in eine schwere Notsituation geraten. Wird diese Situation überlebt, dann wächst an dieser Stelle Bindegewebe in die toten Zellen und verwandelt sich im Lauf der Zeit in eine Narbe, die im besten Fall ein stabiler Teil der Herzwand wird, aber selbstverständlich ohne die Fähigkeit eines Muskels, sich an der Pumpfunktion zu beteiligen. Das Herz ist und bleibt geschädigt.

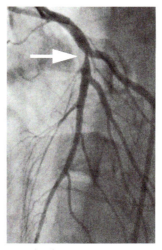

Herzkatheter: Es zeigt sich eine verengte Stelle an einer großen Koronararterie.

Wie kann man das verhindern?

Die Warnzeichen

Es ist tatsächlich selten, dass es vor einem solchen Ereignis keinerlei Hinweise, keine Symptome gibt, die darauf aufmerksam machen, dass sich das Herz in akuter Gefahr befindet. Solche Hinweise können allerdings oft unklar und nicht ganz einfach zu deuten sein.

So erinnere ich mich an einen ca. 50-jährigen Patienten, der in Begleitung seiner Frau in meine Praxis kam und klagte, er habe gestern Abend Muscheln gegessen, die wohl nicht frisch gewesen seien, denn seither spüre er ständig Übelkeit und Magenschmerzen, er habe auch ein paar Mal erbrochen. Bei der körperlichen Untersuchung war nichts Außergewöhnliches festzustellen, Blutdruck, Herztöne völlig in Ordnung. Das einzig Auffällige waren sein fast

KAPITEL 5
DAS HERZ IN AKUTER GEFAHR

panischer Gesichtsausdruck und der kalte Schweiß, der ihm auf der Stirn stand. Wir haben – ohne direkten Verdacht, eigentlich mehr aus Sorgfaltsgründen – doch noch ein EKG gemacht und erst dann mit eisigem Schrecken erkannt, dass offensichtlich ein großer Infarkt eingetreten war. Zwanzig Minuten später lag er bereits im Herzkatheterlabor der nahen Uniklinik und konnte dort glücklicherweise gerettet werden. (Eine derartige Erfahrung gehört zu den ganz wichtigen Momenten im Leben eines Arztes; der Lerneffekt ist gewaltig.)

Die Warnzeichen für einen drohenden Herzinfarkt können sehr verschieden sein.

Inzwischen haben Studien gezeigt, dass die Anzeichen für einen drohenden Herzinfarkt bei Männern und Frauen oft ganz unterschiedlich sein können.

Bei Männern treten eher die bekannten Symptome wie starkes Druckgefühl in der Brust und Atemnot auf – beides vor allem immer dann, wenn sich der Betroffene körperlich anstrengt, beispielsweise beim Treppensteigen oder beim Sport (oder wenn er im Winter aus dem warmen Haus in die Kälte tritt). Wenn dies regelmäßig geschieht, dann besteht der Verdacht auf eine *Angina Pectoris,* eine »Brustenge«, die signalisiert, dass das Herz grundsätzlich zu wenig Sauerstoff bekommt, sobald es mehr leisten muss. Eine deutliche Warnung für den Betroffenen, sich schnellstmöglich umfassend kardiologisch untersuchen zu lassen, um das Risiko eines Herzinfarkts nicht zu übersehen.

Frauen sind, wenn ihr Herz in Not gerät, durchschnittlich etwas älter als Männer – fast immer über 60 Jahre – und leiden oft noch an anderen Erkrankungen, zum Beispiel an Diabetes oder Bluthochdruck. Typischerweise nehmen sie Warnzeichen nicht so ernst (»das vergeht schon wieder«) und kommen dadurch auch bei einem akuten Infarkt oft erst mit Verzögerung in die Klinik, wo sie unter Umständen auch noch weniger dringlich behandelt werden als Männer. Was wiederum zur Folge hat, dass Frauen doppelt so häufig wie Männer an ihrem ersten Herzinfarkt sterben.

Frauenherzen ticken oft anders!

WAS IST EIGENTLICH EIN HERZINFARKT?

> **► ACHTUNG! AKUTE LEBENSGEFAHR!**
>
> **Alarmsignale bei Männern:**
> - *Druckgefühle in der Brust* bei geringster Belastung oder schon in Ruhe
> - *Starke, oft als »vernichtend« beschriebene Schmerzen*, die »wie ein eiserner Reifen die Brust einschnüren« und in die Arme, die Halsregion, den Unterkiefer sowie in den Rücken oder Oberbauch ausstrahlen können
> - *Brennen hinter dem Brustbein*
> - *Übelkeit, Brechreiz, Angstgefühle, Ausbruch von kaltem Schweiß*
>
> **Alarmsignale bei Frauen:**
> - *Atemnot, Übelkeit, Brechreiz*
> - *Schmerzen im Oberbauch oder Rücken*
> - *Schwäche, kalter Schweiß, Angstgefühle*
>
> Die typischen *Engegefühle* und auch der starke *Schmerz in der Brust* sind nicht immer vorhanden. Das erschwert die Diagnose.

Zeit ist Leben

Je rascher man bei einem Herzinfarkt in eine Klinik kommt, desto größer ist die Chance zu überleben. Es wäre also völlig falsch, »zunächst einmal abzuwarten«, ob sich die Symptome nicht von selbst wieder bessern. Genau wie bei einem drohenden oder schon eingetretenen Schlaganfall gibt es nur ein schmales Zeitfenster für eine wirkungsvolle Behandlung, die noch möglichst große Anteile des Herzmuskels retten kann. Diese Zeitspanne wird definiert durch die Möglichkeit, das verstopfte Blutgefäß wieder durchgängig zu machen (durch Medikamente oder durch eine Katheterbehandlung, siehe Seite 141), bevor die betroffenen Zellen des Herzmuskels – in der Regel nach vier bis fünf Stunden – abgestorben sind. Wenn es dafür zu spät ist, dann können zumindest der Kreislaufschock und die Rhythmusstörungen so intensiv behandelt werden, dass der Mensch am Leben bleibt.

Wenn Sie den Verdacht haben, dass Sie oder ein Angehöriger in dieser Notsituation sein könnten, dürfen Sie also keine Minute ver-

KAPITEL 5
DAS HERZ IN AKUTER GEFAHR

lieren. Rufen Sie nicht den Hausarzt an, sondern sofort den Rettungswagen – unter der **Nummer 112** –, und geben Sie der Leitstelle den Verdacht »akuter Herzinfarkt« an. Die Ambulanzen in unserem Land sind gut organisiert und werden sehr rasch zur Stelle sein und dann nach Möglichkeit ein Krankenhaus ansteuern, das eine Herzkatheterabteilung hat. Wenn keine entsprechende Einrichtung im Umkreis zur Verfügung steht, dann kann auch die nächstgelegene Klinik zunächst alles tun, um den Kreislauf des Patienten zu stabilisieren, bevor sie ihn zu einer kardiologischen Spezialstation weiterleitet.

In ganz Europa gilt inzwischen der einheitliche Euronotruf unter der Nummer 112.

Was passiert nun, wenn der Patient mit Notarzt und Blaulicht in der Klinik ankommt? Meistens trifft er auf ein exzellent geschultes Team, das genau weiß, dass es um Minuten gehen kann.

Wichtig ist, so schnell wie möglich durch einen Herzkatheter zu erkennen, an welcher Stelle sich die fatale Verengung des Herzkranzgefäßes befindet. (Wie diese Untersuchung erfolgt, lesen Sie ab Seite 141.) Besteht Klarheit, dann werden die Ärzte direkt versuchen, das Gefäß wieder durchgängig zu machen oder aber durch eine sogenannte *Lyse* das Gerinnsel in der Ader mit Medikamenten aufzulösen und dadurch den Blutstrom wieder ungehindert fließen zu lassen. Studien der letzten Jahre haben gezeigt, dass die Gefäßerweiterung mittels Katheter die überlegene, das heißt die erfolgreichere Methode ist.

Je schneller ein Mensch mit einem Herzanfall in die Klinik kommt, desto größer ist seine Chance zu überleben.

Wie alles beginnt – die koronare Herzkrankheit

Ein Infarkt ist sozusagen die letzte Stufe eines Krankheitsgeschehens, das sich oft über mehrere Monate oder sogar Jahre entwickelt. Es ist eine typische Zivilisationskrankheit, unter der die Menschen in den Industriestaaten zunehmend leiden, Folge eines zu »guten« Lebens, das in Wirklichkeit gar nicht so gut ist, weil es Millionen zu

WIE ALLES BEGINNT
DIE KORONARE HERZKRANKHEIT

einem Lebensstil verführt, der letzten Endes ihrer Gesundheit abträglich ist. Es geht um zu üppiges Essen, zu wenig Bewegung, ums Rauchen, um ständigen Stress und um die Gleichgültigkeit gegen Übergewicht, hohen Blutdruck, hohe Cholesterin- und Blutzucker-

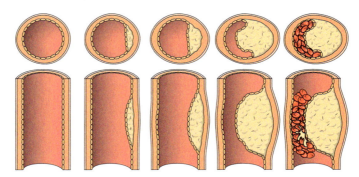

Entstehung von Gefäßeinengungen

werte; es geht um *die* Krankheit der Überflussgesellschaft, die **Arteriosklerose**. Traurig ist, dass es dabei besonders oft Menschen trifft, die nicht im Überfluss leben, die vielmehr umgeben von Wohlstand arm geblieben oder geworden sind. Studien haben gezeigt, dass die Betroffenen häufiger rauchen und sich von billigeren Lebensmitteln – oft von Junkfood – ernähren, die bekanntlich besonders viel ungesundes Fett und zu viele Kalorien enthalten.

Bei der Entstehung von gefährlichen Ablagerungen in den Herzkranzgefäßen spielen natürlich auch genetische, also familiäre Veranlagungen eine wichtige Rolle. Und wahrscheinlich ist es eine Kombination all dieser Faktoren, die für die Durchblutungsstörungen in Herz und Gehirn verantwortlich ist, die als Herzinfarkt und Schlaganfall hierzulande nach wie vor die häufigsten Todesursachen sind.

Arteriosklerose, das habe ich bereits mehrfach erwähnt, ist eine Erkrankung des ganzen Körpers. Dabei lassen sich Ablagerungen an der Gefäßwand und die daraus entstehenden Verengungen, die den Blutstrom behindern, in fast allen Arterien nachweisen. Mit den modernen Ultraschallgeräten ist es auch relativ einfach, die großen Körperschlagader, die Gefäße der Beine und die des Halses (die das Gehirn versorgen) genau zu untersuchen.

KAPITEL 5
DAS HERZ IN AKUTER GEFAHR

Bei den Herzkranzgefäßen ist es etwas schwieriger, aber es gibt heute Ultraschall-, Röntgen-, Nuklear- und Kernspintechniken, die ziemlich präzise Rückschlüsse auf Veränderungen dieser Koronargefäße erlauben (siehe Kapitel 6, Seite 159). Letzten Endes aber bleibt die Untersuchung mittels **Herzkatheter** die sicherste Methode, der *Goldstandard,* wie die Ärzte sagen, um eine gefährliche Verengung festzustellen und eventuell sofort zu beseitigen. Die Risiken dabei sind in den letzten Jahren stark zurückgegangen – ernstere Zwischenfälle kommen bei weniger als zwanzig von zehntausend Untersuchungen vor –, sodass man heute bei einem begründeten Verdacht auf eine fortgeschrittene koronare Herzerkrankung diese Methode bevorzugt.

▶ **KORONARE HERZKRANKHEIT IM ALTEN ÄGYPTEN**

Beim großen Kongress des *American College of Cardiology* 2011 in New Orleans sorgte eine Studie für besonderes Aufsehen. Ein amerikanisch-ägyptisches Forscherteam hatte 52 altägyptische Mumien per Computertomogramm untersucht. Dabei stellte sich heraus, dass viele von ihnen deutliche Verkalkungen ihrer Blutgefäße aufwiesen; bei sieben Prozent fand man auch verkalkte Herzarterien. Die älteste der untersuchten Mumien war eine Prinzessin, die zwischen 1580 und 1550 vor Christus gelebt hatte. Auch sie wies deutliche Zeichen einer Koronarverkalkung auf. Ob sie daran gestorben ist, werden wir leider nicht mehr erfahren. Kann es sein, so fragt man sich, dass die Ägypter seinerzeit auch schon zu üppig gelebt haben?[17]

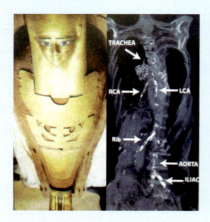

---

17 Berichtet in Cardiovasc, Bd. 11, Ausgabe 2, April 2011, Urban & Vogel, München

> **WIE ALLES BEGINNT**
> **DIE KORONARE HERZKRANKHEIT**

Die stabile Angina Pectoris

Nicht jede Veränderung der Herzkranzgefäße bedeutet schon eine nahende Katastrophe. Man kann im Gegenteil oft jahrelang ein weitgehend normales Leben führen, auch wenn regelmäßig Symptome einer Minderdurchblutung des Herzmuskels auftreten. Die stabile Form der Angina Pectoris ist charakterisiert durch Schmerzen – Brustenge, wie der Name ja bereits sagt –, die auftreten, sobald sich der Patient körperlich belastet, zum Beispiel beim Sport oder beim Treppensteigen. Die aber auch sofort wieder abklingen, wenn die Anstrengung vorbei ist. Das bedeutet, dass die Durchblutung des Herzmuskels unter normalen Umständen gewährleistet ist, für größere Anforderungen jedoch nicht mehr ausreicht.

Diabetiker haben seltener Schmerzen bei Durchblutungsstörungen der Herzgefäße. Eine gefährliche Situation, weil ihnen mögliche Warnsignale fehlen.

Bei Verdacht auf eine solche stabile Angina wird der Hausarzt zunächst ein Belastungs-EKG vorschlagen, um die Situation sozusagen auf dem Ergometer nachzustellen. Treten dabei die typischen Beschwerden auf, vielleicht auch noch verbunden mit leichten EKG-Veränderungen, dann ist dies schon eine Bestätigung der Diagnose. Wann dann weitere Untersuchungen folgen müssen (Myocard-Szintigramm, Stressecho – siehe Kapitel 6, Seite 160), kann man nur im Einzelfall entscheiden. Zunächst bekommt der Patient in der Regel Medikamente, die eine Erweiterung der Gefäße bewirken, und, für den Akutfall, einen *Nitrospray,* der innerhalb von Minuten die Durchblutung verbessert. Außerdem wird man ihm *Acetylsalicylsäure*-Tabletten (Aspirin® oder ASS) in niedriger Dosis verschreiben, da dieses Mittel das Zusammenklumpen von Blutplättchen und dadurch die Bildung von Gerinnseln an den Engstellen der Arterien verhindert. Damit kann ein Kranker oft Monate oder sogar Jahre ohne größere Einschränkungen leben.

Eine stabile Angina Pectoris kann oft über Jahre nur mit Medikamenten behandelt werden.

Wenn die Krankheit jedoch fortschreitet, kann sich aus der stabilen Angina Pectoris jederzeit eine **instabile Form** entwickeln.

KAPITEL 5
DAS HERZ IN AKUTER GEFAHR

Der Schmerz verändert sich, tritt vielleicht häufiger und auch in Ruhe auf, wird stärker. Das ist nun ein absolutes Alarmzeichen, und der Betroffene muss sich umgehend einer umfassenden kardiologischen Untersuchung unterziehen.

> ►**SYMPTOME ENDLICH ERNST GENOMMEN**
>
> Der frühere amerikanische Präsident Bill Clinton hat selbst berichtet, dass er die Druckgefühle in seiner Brust, die er immer häufiger, vor allem bei der leisesten Anstrengung, verspürt hatte, wochenlang ignorierte.
> Endlich ging er zu seiner Hausärztin, die ihn umgehend zu einer Herzkatheter-Untersuchung in die Klinik einwies. Das dramatische Ergebnis: Die Herzkranzgefäße des so sportlich und fit wirkenden Mannes zeigten bedrohliche Verengungen an mehreren Stellen. Clinton litt also an einer hochgradigen koronaren Herzkrankheit mit der unmittelbaren Gefahr eines Infarkts. Um die ungehinderte Durchblutung seines Herzmuskels wiederherzustellen, musste man in einer sofort angesetzten Operation vier Bypässe legen. Der Patient erholte sich danach relativ schnell und ist seither ein engagierter Botschafter für einen gesunden Lebensstil, besonders für die richtige Ernährung von Kindern und Jugendlichen. Er selbst habe großes Glück gehabt, meinte der Politiker.
>
>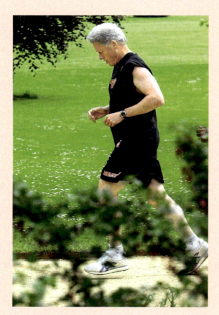
> *Bill Clinton beim Joggen*

Behandeln, bevor es zu spät ist

»Revaskularisierung« heißt das Zauberwort. Es bedeutet Wiederherstellung oder Neukonstruktion bzw. Ersatz der kranken Gefäße zur ungehinderten Blutversorgung des Herzens.

Es ist absolut erstaunlich, was die Medizin für dieses Ziel alles erdacht, erprobt und schließlich erfolgreich angewandt hat. Wobei es immer schon einen edlen Wettstreit zwischen den Herzchirurgen und den spezialisierten Internisten – den Kardiologen – gab.

Die Chirurgen öffneten den Brustkorb, legten das Herz still (das konnten sie, nachdem die Herz-Lungen-Maschine erfunden war) und bastelten aus anderen körpereigenen Blutgefäßen des Patienten neue Koronararterien, die sie – als Bypass – direkt an die Aorta, die Hauptschlagader, anschlossen.

Die Kardiologen wiederum erkannten, dass ihnen die Kathetertechnik ungeahnte Möglichkeiten bot. (Ihr Kollege Werner Forßmann hatte 1929 im Selbstversuch nachgewiesen, dass man einen Katheter ins Herz schieben kann, ohne dass der Patient dadurch zu Schaden kommt.) Vorteil war, dass man dabei nicht gleich die Brust aufschneiden musste.

Heute stehen beide Methoden in großer Vielfalt und technischer Raffinesse zur Verfügung, und die Ärzte können sich je nach Dringlichkeit und Gesamtsituation des Einzelfalles einvernehmlich für die eine oder andere Technik entscheiden. Beide möchte ich Ihnen jetzt ausführlicher erklären.

Herzkatheter: Den Engpass beseitigen

Kehren wir zurück zum geschilderten Fall eines Patienten mit akutem Infarkt, der von Rettungssanitätern in eine Klinik eingeliefert wird (Seite 136).

Im Herzkatheterlabor wird man ihm zunächst starke Medikamente gegen die Schmerzen und seine Ängste geben. Dann legt man eine Leiste frei (manchmal auch die Ellenbeuge), desinfiziert und betäubt die Stelle, unter der die Schlagader verläuft, und schiebt eine Sonde – also

KAPITEL 5
DAS HERZ IN AKUTER GEFAHR

einen sehr dünnen, biegsamen Schlauch – in diesem Blutgefäß unter Röntgenkontrolle bis fast hinauf zum Herzen und von dort aus hinein in den Hauptstamm der Koronararterien. Sobald der Katheter stabil an der Stelle liegt, an der diese Koronararterien von der Aorta abgehen, kann man sie mithilfe von Kontrastmittel im Röntgenbild exakt darstellen. Das heißt, es lässt sich genau erkennen, ob und wo sich in diesem Geflecht von Adern ein Engpass oder gar ein Verschluss gebildet hat. Außerdem sieht man, ob nur eine der Kranzarterien betroffen ist oder ob es mehrere Engstellen gibt.

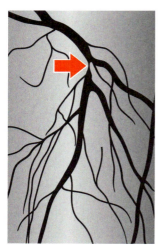 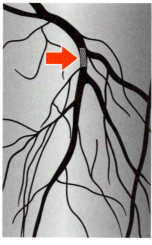

Typische Stenose (Engstelle) vor und nach Behandlung mit einem Stent

Bei einem akuten Infarkt stellt sich die Frage nach einer Bypass-Operation meist nicht. Da heißt es nur: schnell handeln und die hochgradig verengte Arterie so rasch wie möglich wieder durchgängig machen. Dafür gibt es eine fabelhafte Methode, die Ballon-Dilatation (Dilatation heißt Erweiterung). Der Arzt führt dabei den Katheter bis zur Engstelle. Dann wird durch diesen Katheter eine noch dünnere Kunststoffsonde geschoben, die an ihrer Spitze einen winzigen zusammengefalteten Gummiballon trägt. Sobald die Spitze an der Stelle der Arterie liegt, die durch den Pfropfen oder ein Gerinnsel nicht mehr richtig durchgängig ist, bläst man den Ballon vorsichtig, aber mit großem Druck auf, sodass das Material, das die Arterie verschließt, in die Wand des Gefäßes gepresst wird. Dann wird die Luft wieder aus dem Ballon gelassen und dieser samt der Sonde zurückgezogen. Das Innere des Gefäßes ist jetzt wieder frei, das Blut kann ungehindert strömen.

BEHANDELN, BEVOR ES ZU SPÄT IST

Stent: Die Arterien von innen stützen

Trotz der Erfolge, die man mit der Dilatation hatte, machten Ärzte die Erfahrung, dass sich in manchen Fällen die zunächst frei durchgängige Arterie nach einiger Zeit wieder zu verschließen drohte. Man musste also etwas erfinden, das die Engstelle auf Dauer offen hielt. So kam man auf die Idee, mit kleinen Drahtgeflechten – sogenannten Stents – aus Edelstahl das Gefäß sozusagen von innen zu schienen. Inzwischen ist auch diese Technik Routine. Zusammen mit dem Ballon wird ein zusammengefaltetes kleines Gitter an die Engstelle geschoben. Sobald der Ballon aufgeblasen und die Engstelle dadurch aufgedehnt ist, entfaltet sich auch das Gitter und legt sich fest an die Innenwand der Arterie. Ballon und Sonde werden zurückgezogen, nur das Gitter bleibt und stützt fortan die Gefäßwände.

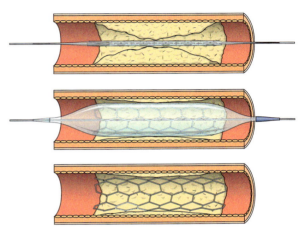

Einführen von Ballon und Stent in eine Arterie

Sie können sich vorstellen, dass das Hantieren mit dünnsten Schläuchen von der Leiste aus bis in die zarten Herzarterien hinein (die eine Weite von höchstens 3 bis 4 mm haben) eine außerordentliche Geschicklichkeit und Übung verlangt. Man darf nichts verletzen und hat nicht unbegrenzt Zeit. Ärzte, die diese Methode beherrschen, sind daher in meinen Augen große Künstler.

Derzeit experimentiert die Wissenschaft mit Stents aus einem Material, das sich nach einiger Zeit im Körper auflösen soll.

Seit es diese revolutionären Techniken gibt, ist die Zahl der Patienten, die nach einem Infarkt sterben, deutlich zurückgegangen. Für die Betroffenen ist die Prozedur keineswegs schlimm. Sie stehen ja ohnehin unter Beruhigungsmitteln und spüren von dem

KAPITEL 5
DAS HERZ IN AKUTER GEFAHR

Eingriff nicht viel. Wichtig ist, dass sie danach für mehrere Monate eine sehr konsequente Behandlung mit Medikamenten durchführen, die ihre Blutplättchen daran hindern, sich an Stent und Gefäßwand festzusetzen und dort womöglich ein neues Gerinnsel zu bilden. Man nennt das *Thrombozyten-Aggregationshemmung*. Die Mittel, die sich dafür am besten bewährt haben, sind derzeit die Kombination von *Acetylsalicylsäure* (zum Beispiel ASS oder Aspirin®) und *Clopidogrel*. Nach einigen Monaten genügt eine einfache Plättchenhemmung, die meistens mit niedrig dosiertem – lebenslang einzunehmendem! – ASS erreicht wird.

Neues Blut aus neuen Schläuchen

Nehmen wir an, eine Patientin – 66 Jahre alt, leicht übergewichtig, aber insgesamt in gutem Allgemeinzustand – leidet seit Wochen immer wieder unter Brustschmerzen. Sie wird von ihrem Hausarzt mit der Diagnose »Verdacht auf Angina Pectoris« an die Herzkatheterexperten zur weiteren Abklärung überwiesen. Während der Untersuchung erkennen die Ärzte, dass sich an mehreren Stellen der Herzkranzgefäße Engstellen gebildet haben. Sie bedeuten noch keine akute Bedrohung für das Herz, aber es muss etwas geschehen, bevor an einer der Arterien irgendwann ein Verschluss eintritt. Bei einem so ausgedehnten Krankheitsbild ist es mit Stents nicht mehr getan. Die Mediziner sind sich einig: Hier sollte man Bypässe legen.

> ▶ **BYPASS – BRÜCKE FÜRS LEBEN**
>
> Das englische Wort Bypass bedeutet: Es wird etwas umgangen. Wenn eine normale Straße schwere Schäden hat, wird sie gesperrt, und man muss eine Umleitung fahren. Das Blut, das auf den normalen Arterienstraßen nicht mehr richtig fließen kann, wird durch einen Bypass in einer Umgehungsstraße an der Engstelle vorbei und dann wieder zum Zielort, dem Herzmuskel, geleitet. Das heißt, der Chirurg pflanzt das eine Ende des neuen Gefäßes in die Schlagader – die Aorta – und näht das andere Ende hinter der Engstelle in das Kranzgefäß ein. Oder er überbrückt nur den kranken Abschnitt durch eine neue

BEHANDELN, BEVOR ES ZU SPÄT IST

Ader, die er oberhalb und unterhalb der Engstelle in die Koronararterie einsetzt.

Lange Zeit lautete die große Frage: Woher nehme ich das Material für diese Umgehung? Ein Blutgefäß ist ja nicht etwa nur ein simpler Schlauch, sondern ein extrem kompliziertes Gebilde aus verschiedenen Schichten, mit Muskeln, Nerven und winzigsten blutführenden Adern, die wiederum diese Muskeln ernähren (*Vasa vasorum* heißen sie – Gefäße der Gefäße). Solche Gebilde in dieser kleinen Dimension nachzubauen, wäre zu schwierig. Warum, sagten sich die Chirurgen, nehmen wir nicht einfach Blutgefäße direkt aus dem Körper des Patienten? Schließlich gibt es solche, die man nicht unbedingt braucht.

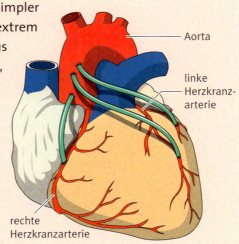

Drei Bypässe wurden zwischen die Aorta und die Herzarterien gelegt.

1946 leitet der kanadische Herzchirurg Arthur Martin Vineberg (1903–1988) eine Arterie der inneren Brustwand (die linke *Arteria mammaria interna*) in den Herzmuskel – und sein herzkranker Patient erholt sich. Zwanzig Jahre später ist es dann der argentinische Chirurg René Favaloro (1923–2000), Sohn eines Zimmermanns und einer Schneiderin, der während seiner Tätigkeit als Thoraxchirurg in den USA auf die Idee kommt, seinen Patienten eine Vene aus dem Unterschenkel zu entnehmen und sie als neues Gefäß zwischen Aorta und die verengte Kranzarterie zu verpflanzen. Vielleicht hatte er das besondere handwerkliche Talent von seinen Eltern geerbt, auf alle Fälle verlaufen auch diese Operationen erfolgreich. Heute sind beide Verfahren – natürlich weiterentwickelt und verfeinert – möglich.

KAPITEL 5
DAS HERZ IN AKUTER GEFAHR

Ein Bypass ist also eine Überbrückung von Engstellen der Koronararterien durch körpereigene Blutgefäße. Die Herzchirurgen verwenden besonders gerne die Brustwandarterien, weil diese in der Regel robuster sind als die Venen und nur »umgeleitet« werden müssen. Aber auch eine Beinvene – die *Vena saphena magna* – und seit Kurzem auch die *Arteria radialis* aus dem Unterarm können für Bypässe verwendet werden, ohne dass der Patient Durchblutungsstörungen in Armen oder Beinen bekommt.

Manche Bypass-Operationen können durchgeführt werden, während das Herz weiterschlägt.

Allerdings ist eine Bypass-Operation im Allgemeinen ein großer Eingriff. In den meisten Fällen wird er unter Stilllegung der Herztätigkeit, das heißt mithilfe der Herz-Lungen-Maschine, durchgeführt, die den Kreislauf während der »Reparaturarbeiten« aufrechterhält. Das Brustbein wird der Länge nach durchtrennt (es wächst anschließend selbstverständlich wieder zusammen), das Herz offengelegt. Nach dem Eingriff dürfen die Patienten meistens schon am nächsten Tag aufstehen und können nach ca. 10 Tagen die Klinik verlassen. Wie bei jeder Operation kann es auch hier Komplikationen geben (Nachblutungen, Infektionen oder auch vorübergehende Störungen der Hirnleistung und Verwirrtheitszustände), aber sie sind selten. Todesfälle im Zuge dieser Operation – die Quote liegt zwischen 0,5 und 2,5 Prozent – betreffen meist diejenigen, die vorher schon sehr schwer krank waren.

Die Herzchirurgie entwickelt sich derzeit intensiv weiter. Vor allem versucht man seit einigen Jahren, noch schonendere Verfahren einzusetzen. Dazu gehört zum einen die *minimal-invasive Bypass-Chirurgie*, eine Art Schlüssellochtechnik. Dabei führt man die Instrumente durch einen kleineren Schnitt zwischen den Rippen ein, ohne das ganze Herz freizulegen. Allerdings lassen sich dabei nicht alle Abschnitte der Koronararterien erreichen. Damit ist die Methode nur für bestimmte Patienten geeignet.

Ein anderes Verfahren wird in manchen Herzzentren inzwischen häufiger angewendet: die Operation am schlagenden Herzen. Sie hat den Vorteil, dass der Kreislauf des Patienten nicht an die Herz-Lungen-Maschine angeschlossen werden muss. Durch raffinierte Vorrichtungen gelingt es den Experten, die feinen Nähte und Verbindungen am Herzen anzubringen, ohne dass man es stilllegen muss. Für die Chirurgen eine knifflige Arbeit, für den Patienten dagegen mit weniger Nebenwirkungen belastet. Wer für diese Sonderformen der Bypass-Operation infrage kommt, entscheiden die Herzchirurgen von Fall zu Fall. Tatsache ist, dass dadurch zunehmend Patienten höheren Alters, also auch über 80-Jährige, operiert werden können.

Patient gerettet – und jetzt?

Kein Patient ist nach einem überstandenen schweren Herzinfarkt derselbe Mensch wie zuvor. Der rasende Schmerz, die akute Angst, womöglich sterben zu müssen, der Kreislaufschock, das scheinbare Durcheinander in der Klinik, die Intensivstation und danach das Gefühl extremer Schwäche sowie die ständige Furcht vor neuen grausamen Schmerzen, vor einem neuen Infarkt, verändern das Leben jedes Betroffenen. Die Patienten spüren, dass mit ihnen etwas existenziell Bedeutsames geschehen ist. Und dass sie großes Glück hatten. Deshalb sehen sie die Welt oft mit neuen Augen. Blühende Bäume, das Grün der Wiesen, Familie, Freunde, das ganz alltägliche Dasein löst bei ihnen jetzt ein intensives Lebensgefühl aus. Sie wissen allerdings auch – das haben sie meist in der so

Eine Anschlussheilbehandlung hilft den Herzpatienten, nach einem Infarkt wieder körperliche und seelische Kräfte zu erlangen.

wichtigen Anschlussheilbehandlung oder in der Reha gelernt –, dass sie nun viele Dinge in ihrem Leben ändern müssen. Leider verblasst diese Einsicht, die zunächst noch selbstverständlich scheint, manchmal in den darauffolgenden Wochen und Monaten. Und in dem Maß, in dem sich die Kranken wieder kräftiger fühlen, werden gute Vorsätze oft verschoben, verdrängt, vergessen.

KAPITEL 5
DAS HERZ IN AKUTER GEFAHR

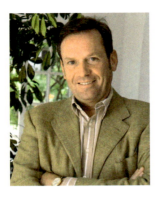

AUF DER SUCHE NACH DEN UNGELÖSTEN SPANNUNGSFELDERN IM LEBEN

Das folgende Gespräch habe ich mit dem Kardiologen und Psychotherapeuten Dr. Magnus Schraudolph, dem Leitenden Arzt der Herz-Kreislauf-Klinik »Lauterbacher Mühle« am Ostersee, geführt. (www.lauterbacher-muehle.de)

Herr Dr. Schraudolph, die Klinik Lauterbacher Mühle hat die Psychokardiologie schon vor mehreren Jahren in ihre Behandlungspläne aufgenommen. Das bedeutet, dass die Kranken, die nach Herzoperationen oder nach einem überstandenen Herzinfarkt in Ihre Betreuung kommen, auch hervorragende Therapieangebote für eventuelle psychische Auslöser ihrer Krankheit erhalten. Was hat sich bei den Patienten abgesehen von der körperlichen Stabilisierung geändert, wenn sie nach drei oder vier Wochen die Klinik wieder verlassen?

Dr. S.: Eines der wichtigsten Ziele ist es, den Patienten ein Verständnis ihrer Krankheit zu vermitteln. Sie müssen das Wesen der koronaren Herzkrankheit verstehen, damit sie begreifen, dass diese Krankheit ohne Therapie fortschreitet, dass sie aber mit den modernen medizinischen Mitteln hervorragend zu behandeln ist und dann, auch nach einem Infarkt, eine gute Prognose hat. Dieses Wissen beruhigt die Ängste der Patienten und trägt dazu bei, dass sie sich entspannen. Dass sie zunächst verängstigt und deprimiert zu uns kommen, ist verständlich. Viele haben noch die Vorstellung im Kopf, die man vor 30 Jahren über diese Krankheit hatte, nämlich geschädigt, für den Rest des Lebens gehandicapt und ständig gefährdet zu sein. Bei der Entlassung fordern wir sie deshalb auf, ihre Herzkrankheit »wegzupacken«, ein normales Leben zu führen und sie nur »hervorzuholen«, wenn es darum geht, regelmäßig Medikamente zu nehmen, die Arztbesuche einzuhalten und größere Belastungen zu vermeiden.

PATIENT GERETTET – UND JETZT?

Welche Bedeutung haben psychische Probleme als Ursache oder Auslöser von Herzkrankheiten?
Dr. S.: Es gibt da sehr gute Statistiken. Menschen, die mit Depressionen oder ständigen Ängsten leben, bekommen viel häufiger Herzprobleme, und der Verlauf ihrer Krankheit ist meistens auch schlechter. Es gibt eine »Biologie der Angst«, die über bestimmte Hormone den Stoffwechsel beeinflusst und dadurch die Blutgefäße, eben auch im Herzen, verändert.

Es sind vor allem Leistungsängste und Beziehungsängste, die diesen Zustand der ständigen Anspannung verursachen. Wobei der Wunsch nach Leistung ja nicht unbedingt etwas Negatives ist. Aber viel leisten zu müssen aus Existenzangst und sich ständig anpassen zu müssen – das ergibt oft eine negative, sogar feindliche Lebenseinstellung und weckt die berüchtigten »bad thoughts«, die dunklen Gedanken.

Jeder Arzt weiß, dass es sehr schwierig ist, Patienten solche Einsichten zu vermitteln.
Dr. S.: Die Einsichtsfähigkeit halte ich für sehr hoch, wenn man Patienten gut aufklärt. Man muss zunächst ihre natürliche Abwehrhaltung ausschalten. Dazu gehört, dass sie sich für ihre Krankheit nicht rechtfertigen müssen – im Sinne von »Hätte ich mit dem Rauchen aufgehört oder gesünder gelebt« usw., und dass es keine Schuldfrage dazu gibt. Dann erst begibt man sich mit ihnen auf die Suche nach den ungelösten Spannungsfeldern in ihrem Leben.

Gibt es Beispiele für typische Spannungsfelder?
Dr. S.: Eine Scheidung ist fast immer eine Situation, in der starke Aggressionen aufgebaut werden, um die inneren Verletzungen abzuwehren.

Oder ein drogensüchtiges Kind. Wenn Sie hart sind und den Sohn oder die Tochter nicht mehr unterstützen, dann leiden Sie, weil Ihr Kind wahrscheinlich in die Kriminalität driftet. Sind Sie weich und verständnisvoll, dann leiden Sie auch, weil Sie wissen, dass Sie damit die Sucht unterstützen. Eine ausweglose Situation.

KAPITEL 5
DAS HERZ IN AKUTER GEFAHR

Welche Methoden wenden Ärzte in Ihrer Klinik an, um die Patienten seelisch wieder ins Gleichgewicht zu bringen?
Dr. S.: Zunächst sollte man herausfinden, ob es überhaupt eine psychische Komponente der Krankheit gibt. Herzinfarkte können auch aus einer rein genetischen Disposition heraus oder durch andere Krankheiten entstehen. Das Ziel der Behandlung ist immer ein individuelles und ebenso der Weg dahin. Wir arbeiten mit tiefenpsychologischen Techniken – weil viele Ängste ihre Wurzeln in der Kindheit haben –, mit Verhaltenstherapie, mit vielen Einzelgesprächen und mit Körperwahrnehmungstechniken wie Atemtherapie oder Bewegungsprogrammen. Die Situation in der Klinik ist insofern günstig, als hier die Widerstände gegen solche Therapieangebote geringer sind als im Alltag.

Außerdem besteht die Möglichkeit, mit Traumanalysen zu arbeiten. Sie haben den Vorteil, dass man dadurch sehr schnell auf den Kern des Problems kommt. Zudem verstehen die Patienten, dass die Träume, die ja aus ihnen selbst kommen, tatsächlich ihre eigenen Gedanken und Ängste symbolisieren. Wir werden dadurch sehr glaubwürdig.

Sehr wichtig erscheinen uns die schon erwähnten Programme für körperliche Aktivität. Abgesehen von der antidepressiven Wirkung von Ausdauersport haben die Patienten dabei das entscheidende Gefühl: »Diese neue Kraft kommt aus mir selbst. Ich selbst bin es, der wieder etwas bewirken kann.«

Wie groß ist die Nachhaltigkeit all dieser Maßnahmen? Gibt es dafür Statistiken?
Dr. S.: Selbstverständlich. Wir sehen viele Patienten nach einigen Monaten wieder, und wir verschicken Fragebögen, die wir wissenschaftlich auswerten. Demnach nehmen 90 % regelmäßig ihre Medikamente, 70–80 % haben ihre Ernährungs- und Bewegungsgewohnheiten umgestellt. Erstaunliche 90 % von denen, die vorher geraucht haben, sind abstinent geblieben. Am schwierigsten scheint die Stressbewältigung zu sein. Aber auch da gibt es Verbesserungen.

PATIENT GERETTET – UND JETZT?

▶ **MUSS ICH DENN WIRKLICH SO VIELE TABLETTEN NEHMEN?**

Ja, das müssen Sie. Aus folgenden Gründen:
- Ihr Herz ist geschwächt, also sollten Sie es entlasten. Durch niedrige Dosen von harntreibenden Mitteln, sogenannten Diuretika. Dass Sie dadurch vielleicht häufiger zur Toilette müssen, ist leider unvermeidbar.
- Ihr Herz sollte einen Filter gegen zu starke antreibende Hormone bekommen und gleichzeitig brav im Rhythmus bleiben. Das bewirken Betablocker, ebenfalls meist in niedriger Dosierung.
- In den reparierten Blutgefäßen dürfen sich keine Gerinnsel bilden. Deshalb nehmen Sie Aspirin® oder ein anderes Präparat, das die Blutplättchen daran hindert, sich zusammenzuballen.
- Das Fortschreiten der Arteriosklerose soll nach Möglichkeit verhindert werden, sonst liegen Sie gleich wieder unterm Messer. Also wird Ihnen Ihr Arzt auch Mittel gegen zu hohes Cholesterin und zu hohen Blutdruck verschreiben (meist Statine bzw. ACE-Hemmer oder Sartane).

Keine Angst, diese Medikamente vertragen sich untereinander bestens. Und: *Nein, es gibt keine pflanzlichen, homöopathischen oder sonstigen alternativen Mittel*, die auch nur

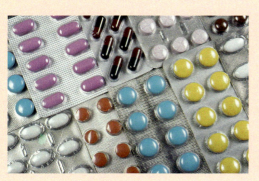

Jährlich landen Medikamente im Wert von ca. 2 Milliarden Euro auf dem Müll. Zum Schaden für die Patienten.

annähernd die gleichen, für Sie segensreichen Wirkungen hätten. Im Übrigen sollten Sie dankbar sein, dass unser Gesundheitssystem nach wie vor jedem Patienten solche Medikamente erstattet. Von den Bürgern anderer Länder werden wir darum beneidet.

KAPITEL 5
DAS HERZ IN AKUTER GEFAHR

Mehr Selbstheilungskräfte durch Bewegung und Sport
Vor ungefähr fünf Jahren wurden die Ergebnisse der ersten großen Studien bekannt, die sich mit der Wirkung von Ausdauersport auf bestimmte Krebskrankheiten beschäftigten. Zum Erstaunen der

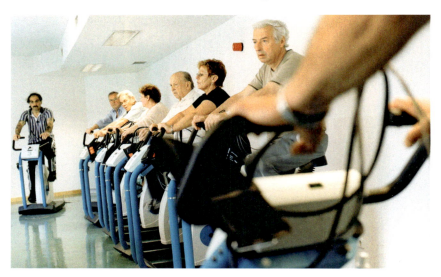

Koronarsportgruppe

Fachwelt bewiesen sie, dass beispielsweise eine Patientin mit Brustkrebs nach ihrer Erstbehandlung (Operation, eventuell auch Bestrahlung) eine viel größere Chance hat, keine Metastasen zu bekommen, das heißt, die Krankheit endgültig zu besiegen, wenn sie von da an regelmäßig Sport treibt. Die positive Wirkung erwies sich in diesen Studien sogar als stärker als die einer (anti-östrogenen) Hormonbehandlung.

Auch bei der chronischen Herzschwäche (siehe Kapitel 2) und vor allem bei der koronaren Herzkrankheit verbessert körperliche Aktivität der Patienten deren Prognose oft entscheidend. Man kennt inzwischen auch die Zusammenhänge: Zum einen ist Bewegungsmangel ein wesentlicher Risikofaktor bei der Entstehung und dem Fortschreiten der Krankheit. Der Grund dafür scheint der direkte Einfluss von regelmäßigem Training auf die Blutgefäße, vor

PATIENT GERETTET – UND JETZT?

allem auf deren empfindliche Innenhaut zu sein. Diese produziert unter körperlicher Belastung bestimmte Botenstoffe, die nötig sind, um die Elastizität der Adern zu erhalten. Zusätzlich soll Ausdauertraining sogar die Bildung von neuen Blutgefäßen begünstigen, die dann in die infarktgeschädigten Bereiche des Herzmuskels einwachsen.[18]

Darüber hinaus kommen dem Herz selbstverständlich auch all die anderen positiven Effekte von körperlicher Aktivität zugute: Gewichtsnormalisierung, Abnahme des »bösen«, Ansteigen des »guten« Cholesterins im Blut, Senkung des Blutdrucks, bessere Gehirndurchblutung – positiv für Hirnleistung und Gedächtnis – sowie die Ausschüttung von »Glückshormonen« wie Serotonin und Dopamin, die Depressionen vorbeugen.

Adressen von Herzsportgruppen in Ihrer Nähe kann Ihnen Ihr Hausarzt oder die Deutsche Herzstiftung nennen.

Wichtig Jeder Patient mit einer koronaren Herzkrankheit sollte sich zunächst einer speziellen (Koronar-)Sportgruppe mit entsprechender medizinischer Betreuung anschließen. Vor allem am Anfang, womöglich kurz nach einem Infarkt oder einer Bypass-Operation, darf man sich zunächst nur sehr vorsichtig und unter Kontrolle körperlich betätigen. Später kennt man dann seinen idealen Belastungsgrad, hat gelernt, mit Pulsmesser und Blutdrucküberwachung umzugehen, und kann das Sportprogramm freier gestalten.

Um eine optimale Wirkung zu erzielen, empfehlen die Experten, vier- bis fünfmal pro Woche ca. 45 Minuten zu trainieren. Aber auch kürzere Trainingszeiten oder solche in Intervallen (3 x 15 Minuten) gelten als effektiv.

Welche Sport- oder Bewegungsarten sind günstig? Im Prinzip dieselben, die auch bei einer Herzschwäche empfohlen werden (siehe Kapitel 2, ab Seite 52). Es geht dabei immer um eine sanfte, eher länger durchgehaltene Belastung und nicht um rasche Hoch-

---

18 Informationen der Deutschen Herzstiftung e.V.: Medikamente, Stents, Bypass, November 2007, S. 66–73

KAPITEL 5
DAS HERZ IN AKUTER GEFAHR

leistungen. Also: Radfahren in flachem Gelände (oder, bei schlechtem Wetter, auf dem Heimtrainer), langsames Joggen, Walking, Ballspiele, Skilanglauf oder auch nur Spazierengehen.

Kraft- und Muskeltraining sind zunächst verboten. Nach ein, zwei Jahren und wenn es keine Anzeichen für eine neue Gefahrenstelle in Ihren Kranzgefäßen gibt, können Sie – vorsichtig!! – auch mit leichteren Kraftübungen beginnen. Aber bitte zunächst unter den Augen eines geschulten Trainers oder Sportarztes.

▶ NOCH FRAGEN?

Wie sollte sich ein Infarktpatient ernähren?
In Kapitel 7 (ab Seite 211) geht es ausführlich ums Essen, um die »Herzdiät«.

Ich kenne Leute, die nach einem Herzinfarkt weiter rauchen. Was sagen Sie dazu?
Es ist ohne Zweifel sehr schwer, mit dem Rauchen aufzuhören, wenn man seit Jahren oder Jahrzehnten nikotinabhängig ist. Bei vielen sitzt der Schock nach dem Infarkt jedoch so tief, dass sie keine Zigarette mehr anrühren. Andere sagen aber ganz offen, dass sie das Risiko kennen, dem sie sich aussetzen – und dass es ihnen egal ist. Sie machen sich allerdings nicht klar, dass sie damit keineswegs eine freie Entscheidung treffen, sondern offenbar als Sklaven ihrer Sucht den Entzug mehr fürchten als einen erneuten Herzanfall. Eine traurige Situation. Irgendwann schaffen auch sie den Ausstieg. Falls sie ihn noch erleben. (Siehe Kapitel 7, Seite 203.)

Ab wann darf man nach einem Herzinfarkt wieder Sex haben?
Das ist abhängig vom Gesamtzustand des Patienten. Die ersten sechs bis acht Wochen sind sicher tabu. Danach sollte man zunächst einmal die körperliche Belastungsfähigkeit testen, am besten durch ein Belastungs-EKG. Wer dabei problemlos und ohne Rhythmusstörungen 5 Minuten lang 100 Watt strampeln kann (Frauen auch weniger), dem wird der Arzt wohl sein Einverständnis geben – nicht ohne die Ermahnung, vorerst »schonende« Stellungen zu bevorzugen.

KAPITEL 6

KRANKE HERZEN HEILEN

Zwar hat einer meiner besten Lehrer immer behauptet, das Herz sei »im Grunde ein recht einfaches Organ«, aber so ganz stimmt das natürlich nicht, wie Sie ja sicher beim Lesen der vorangegangenen Kapitel gemerkt haben. So sind auch die Methoden, mit denen man heute den Herzmuskel, seine Blutgefäße, die Klappen, die elektrischen und hormonellen Funktionen bis in die kleinsten Details untersuchen und behandeln kann, nicht gerade einfach. Sie sind im Gegenteil ziemlich kompliziert und scheinen für Laien oft verwirrend. Patienten und ihre Angehörigen sollten aber gut informiert sein und verstehen, worum es jeweils geht, um als mündige Partner ihrer Ärzte mitreden und mitentscheiden zu können. Deshalb soll Ihnen dieses Kapitel sowohl die wichtigsten Untersuchungsmethoden als auch die modernen Therapiemöglichkeiten (ab Seite 168) bei Herzkrankheiten erklären.

Ein tiefer Blick ins Herz: Die diagnostischen Verfahren

Ich denke, wir können uns glücklich schätzen, dass wir nicht vor fünfzig oder hundert Jahren gelebt haben. Seinerzeit waren die Möglichkeiten, ein offensichtlich krankes Herz zu untersuchen, sehr begrenzt. Die Ärzte waren auf ihre Augen und Hände und vor allem auf ihre Ohren angewiesen, wenn sie versuchten, mithilfe eines Hörrohrs die Herztöne und -geräusche zu deuten.

KAPITEL 6
KRANKE HERZEN HEILEN

Im November 1895 entdeckte Wilhelm Conrad Röntgen dann die Möglichkeit, unsichtbare Strahlen zu erzeugen, die ein Abbild von Knochen und anderen Geweben lieferten, wenn man sie durch den Körper schickte und dann auf einer Fotoplatte auffing.

Im Jahr 1903 gelang es Willem Einthoven, die elektrischen Ströme des Herzens aufzuzeichnen. Vorläufer der heutigen kleinen EKG-Geräte war ein riesiger Apparat, vor dem der Patient saß, Arme und Beine jeweils in Salzwasserbottiche getaucht (siehe Seite 24).

Die Ultraschalluntersuchung, also das Echokardiogramm, fand erst 1940 Eingang in die Herzdiagnostik. Zwar kannte man schon lange das Prinzip des Echolots, das Schallwellen von bestimmten Strukturen reflektieren lässt und dann wieder auffängt – die Fledermäuse besitzen einen solchen radargesteuerten Orientierungssinn –, aber die Anwendung am menschlichen Körper schien zunächst schwierig. Heute ist das Verfahren eines der wichtigsten in der Herzdiagnostik.

Im Folgenden werden Sie Themen finden, die ich zum Teil auch an anderen Stellen des Buches schon erwähnt habe. Dieses Kapitel ist dazu gedacht, Sie noch einmal systematisch über die Untersuchungsverfahren und, ab Seite 168, über die wichtigsten Therapieformen, zum Beispiel die Operationstechniken der Herzchirurgen, zu informieren.

Das Elektrokardiogramm (EKG)
A. Was kann ein Arzt mit dieser Methode erkennen?
Das EKG ist die einfachste, schnellste und für den Patienten am wenigsten belastende Herzuntersuchung. Es gibt Auskunft über den Rhythmus des Herzens, über die Zeitintervalle, in denen sich die einzelnen Herzmuskelabschnitte kontrahieren, und über mögliche Störungen der Erregungsausbreitung. Außerdem zeigt es akute Durchblutungsstörungen an, aber auch ältere Narben im Herzmuskel.
B. Wie verläuft die Untersuchung?
Die Ableitung der Herzströme erfolgt im Liegen und durch Elektroden, die auf die Hautoberfläche aufgesetzt werden. Man muss

> **EIN TIEFER BLICK INS HERZ**

kurz stillhalten, während das Gerät aufzeichnet – das war es dann auch schon.
C. Welche Risiken oder Nebenwirkungen kann es geben?
Keine.

Das Belastungs-EKG
A. Was kann ein Arzt mit dieser Methode erkennen?
Man sieht, wie belastbar der Patient ist und wie das Herz während und kurz nach einer stärkeren Belastung funktioniert. Ob dabei Rhythmusstörungen oder Zeichen für mangelhafte Durchblutung auftreten und wie schnell sich das Herz des Patienten von der Anstrengung erholt. Eine gute Methode, um die Herzleistung zu testen.
B. Wie verläuft die Untersuchung?
Der Patient (bzw. die Patientin) sitzt auf einem Rad (oder geht auf einem Laufband), wobei stufenweise alle zwei oder drei Minuten der Widerstand (bzw. die Geschwindigkeit des Bandes) erhöht wird. Je nach Alter und körperlichem Zustand sollte eine bestimmte Leistungsstufe erreicht werden.
C. Welche Risiken oder Nebenwirkungen kann es geben?
Es sollen schon Leute wegen Rhythmusstörungen vom Rad gefallen sein. Normalerweise kann aber nichts passieren, weil sowohl die Assistentin als auch immer ein Arzt dabei sein müssen, um rechtzeitig eine Gefährdung zu erkennen.

Das Langzeit-EKG
A. Was kann ein Arzt mit dieser Methode erkennen?
Je nach Art des Geräts zeichnet ein winziger Computer über 24 oder 36 oder sogar 72 Stunden jeden einzelnen Herzschlag auf: wichtig zum Nachweis von – möglicherweise gefährlichen – Rhythmusstörungen, die nur sporadisch auftreten. Auch Episoden von Minderdurchblutung des Herzmuskels sind bei der Auswertung erkennbar.
B. Wie verläuft die Untersuchung?
Man bekommt ein paar Elektroden angelegt, deren Drähte in ein kleines Kästchen münden, welches man an einem Gürtel trägt. Der

KAPITEL 6
KRANKE HERZEN HEILEN

Patient sollte in dieser Zeit sein gewohntes Leben führen, auch mit Sport oder Kneipenbesuch, wenn er das normalerweise auch macht. Falls er irgendetwas an seinem Herzen spürt, kann er den Zeitpunkt durch einen Knopfdruck markieren – dann sieht der Arzt später in der Auswertung, ob sich diesem subjektiven Empfinden ein objektiver Befund zuordnen lässt.

C. Welche Risiken oder Nebenwirkungen kann es geben?
Die Sache ist völlig harmlos und auch nicht besonders unbequem. Man darf allerdings – verständlicherweise – während der Aufzeichnung nicht baden oder duschen.

Die Langzeit-Blutdruckmessung

A. Was kann ein Arzt mit dieser Methode erkennen?
Dieses Verfahren gibt Auskunft über das Blutdruckverhalten im Verlauf von 24 Stunden. So sieht man, ob der Patient mit seinen Medikamenten richtig eingestellt ist oder ob vor allem nachts und in den Morgenstunden gefährliche Blutdruckspitzen auftreten. Wichtig für Menschen, deren Blutdruck schwierig einzustellen ist.

B. Wie verläuft die Untersuchung?
Dem Patienten wird eine normale Blutdruckmanschette angelegt, deren Schläuche in einem Aufzeichnungskästchen enden, das man am Gürtel oder in einer Halterung trägt. Tagsüber wird alle 15 Minuten, in der Nacht meist nur alle halbe – oder ganze – Stunde gemessen. Man führt neben-

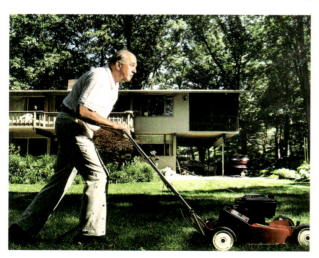

Bei körperlicher Anstrengung steigt der Blutdruck – was völlig normal ist.

> EIN TIEFER BLICK
> INS HERZ

bei ein Protokoll, was man zu welcher Uhrzeit gemacht hat, damit der auswertende Arzt keine falschen Rückschlüsse zieht (wenn zum Beispiel hohe Werte auftreten, während der Patient einen Getränkekasten in den dritten Stock schleppt).

C. Welche Risiken oder Nebenwirkungen kann es geben?
Das häufige Aufblasen der Manschette ist nicht besonders angenehm. Und nachts wird man dadurch möglicherweise im Schlaf gestört. Aber eine Nacht hält man das schon durch.

Die Echokardiografie (»Herz-Echo«)
A. Was kann ein Arzt mit dieser Methode erkennen?
Die Echokardiografie ist das Glanzstück der Herzdiagnostik. Ohne Gefährdung oder auch nur Unbequemlichkeit für den Patienten kann der Arzt einen tiefen Blick in dessen Inneres tun und das Herz in allen Abschnitten bei der Arbeit beobachten. Ob die Klappen richtig schließen, wie gut sich die Herzwände kontrahieren, ob sie verdickt sind oder Stellen aufweisen, die sich nur passiv bewegen, ob Kammern und Vorhöfe normal groß oder erweitert sind. Er kann das Herz in Ruhe vermessen und die Pumpleistung berechnen. Außerdem kann er – wichtig bei Patienten mit Vorhofflimmern – beurteilen, ob sich irgendwo ein Blutgerinnsel gebildet hat. Zusätzlich sieht man dabei sogar mögliche Stauungszeichen in Leber oder Lunge, die auf eine Herzschwäche hinweisen können.

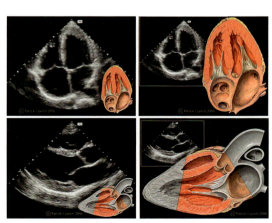

Beim Herz-Echo steht das Herz »auf dem Kopf«. Die Kammern sind oben, die Vorhöfe unten. Man kann die zarten Klappen erkennen.

B. Wie verläuft die Untersuchung?
Der Patient liegt etwas nach links gewendet auf der Untersuchungsliege. Der Arzt setzt einen kleinen Schallkopf (es handelt sich ja um eine Ultraschalltechnik) in Herzhöhe an die linke Brustwand. Das Gerät sendet – völlig harmlose – Ultraschallwellen in Richtung Herz und empfängt diese Wellen wieder, nachdem sie von den verschiedenen Strukturen reflektiert worden sind. Aus dem Muster der unterschiedlichen Reflexion entsteht auf dem Monitor das Bild des schlagenden Herzens. Je nachdem, wie der Untersuchende den Schallkopf bewegt, werden die verschiedenen Ebenen des Herzens sichtbar.

Durch ein Umschalten des Geräts kann man zusätzlich noch den Blutfluss durch die Klappen sichtbar machen und deren Funktion überprüfen.

C. Welche Risiken oder Nebenwirkungen kann es geben?
Keine. Oft kann auch der Patient sein schlagendes Herz auf dem Monitor beobachten – eine interessante Erfahrung.

> Eine **Sonderform** ist die **Trans-Ösophagus-Echokardiografie (TEE)**. Dabei wird eine kleine Ultraschallsonde in die Speiseröhre des Patienten eingeführt (nachdem man den Rachen mit einem Spray betäubt hat). Man wählt diese Methode, wenn es darauf ankommt, genaue Informationen über die hinteren Abschnitte des Herzens zu erhalten, vor allem über den linken Vorhof, der sehr nah neben der Speiseröhre liegt. Die Untersuchung ist nicht sehr angenehm, aber ungefährlich.

Die Belastungs-Echokardiografie (»Stress-Echo«)

A. Was kann ein Arzt mit dieser Methode erkennen?
Es geht dabei hauptsächlich um die Frage, ob unter Belastung Durchblutungsstörungen im Herzmuskel auftreten.

B. Wie verläuft die Untersuchung?
Es gibt zwei unterschiedliche Methoden. Bei der einen sitzt der Patient auf einem Fahrrad (Ergometer) und belastet sein Herz durch die stufenweise Erhöhung des Widerstands der Pedale, während

> EIN TIEFER BLICK
> INS HERZ

der Arzt fortlaufend echokardiografische Aufnahmen macht, die danach genau ausgewertet werden.

Bei der anderen Methode werden dem ruhig liegenden Patienten während der Echokardiografie Medikamente zugeführt, die eine

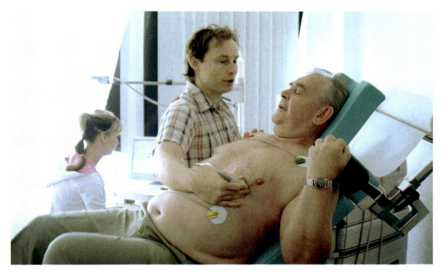

Während der Ergometer-Belastung im Liegen registriert der Arzt per Ultraschall die Herzaktionen.

vorübergehende Erhöhung des Herzschlags und der Herzleistung bewirken. Wie hoch die jeweilige Belastung sein darf, entscheidet der untersuchende Arzt.

<u>C. Welche Risiken oder Nebenwirkungen kann es geben?</u>

Das Ganze empfindet man für kurze Zeit als anstrengend (bzw. ungewohnt, wenn das Herz der Medikamente wegen losstürmt); gefährlich ist es nicht.

Das Myocard-Szintigramm

<u>A. Was kann ein Arzt mit dieser Methode erkennen?</u>

Es geht dabei vor allem um die Frage, ob eine koronare Herzkrankheit vorhanden und ob die Durchblutung des Herzmuskels eingeschränkt ist. Es handelt sich um keine sehr zuverlässige Methode, aber sie ist für den Patienten weniger belastend als ein Herzkatheter (siehe Seite 141).

B. Wie verläuft die Untersuchung?
Es beginnt wie bei einem Belastungs-EKG. Dann werden radioaktiv markierte Stoffe (meistens Technetium oder, seltener, Thallium) über die Vene in den Körper injiziert. Diese Stoffe reichern sich sofort im Herzmuskel an. Mit einer Spezialkamera kann man die Gammastrahlen der Substanzen aufnehmen und aus dem Nacheinander der Aufnahmemuster die normale – oder behinderte – Durchblutung der Herzabschnitte sichtbar machen.

C. Welche Risiken oder Nebenwirkungen kann es geben?
Obwohl die Mittel sehr rasch wieder aus dem Körper verschwinden, ist die Strahlenbelastung hoch. Schwangere oder stillende Mütter dürfen mit dieser Technik nicht untersucht werden.

Der Herzkatheter

A. Was kann ein Arzt mit dieser Methode erkennen?
Es ist die sicherste Art, um gefährliche Engstellen der Herzkranzgefäße zu erkennen und auch die Herzkammern in allen Abschnitten bei ihrer Arbeit zu beobachten. Je nach Fragestellung untersucht man die rechte Seite des Herzens (**Rechts-Herzkatheter**) oder die linken Abschnitte (**Links-Herzkatheter**). In der rechten Herzhälfte interessieren vor allem Klappenschäden und die dadurch veränderten Druckverhältnisse in Kammer und Vorhof. Der Links-Herzkatheter gibt nicht nur Auskunft über den Zustand der linken Herzkammer, sondern stellt vor allem die Koronararterien genau dar. Im selben Arbeitsgang kann man dann sofort eventuelle Engstellen behandeln, durch Ballonaufdehnung der kritischen Stelle(n) oder durch das Einsetzen von Stents. (Zur ausführlichen Beschreibung dieser Therapie siehe Kapitel 5, ab Seite 141.)

B. Wie verläuft die Untersuchung?
Die Herzkatheter-Untersuchung ist ein minimal-invasiver Eingriff, bei dem sich der Katheter durch das Gefäßsystem einen Weg zum Herzen suchen muss.

EIN TIEFER BLICK INS HERZ

Zunächst – der Patient hat da bereits ein Beruhigungsmittel erhalten – wird die Stelle betäubt, von der aus der Arzt den Katheter in das Gefäß einführen will. (Möchte er die rechte Herzhälfte untersuchen, dann wählt er eine Vene; die Untersuchung der linken Seite muss durch eine Arterie erfolgen.) Meistens nimmt man als Eintrittspforte zum Gefäßsystem die Leiste, unter der die großen Adern verlaufen, manchmal wählt der Untersuchende auch die Ellenbeuge.

Der Katheter trägt an seiner Spitze einen ganz weichen Schlauch, der einem Schweineschwänzchen ähnelt. Daher auch sein Name »Pig-Tail«-Katheter. Damit wird die Innenwand des Gefäßes nicht verletzt und der Untersuchende kann ihn sanft um alle Kurven und Windungen führen. Um genau zu wissen, wo sich die Katheterspitze gerade befindet, spritzt man von Zeit zu Zeit etwas Kontrastmittel, das die jeweiligen Strukturen auf dem Röntgenschirm abbildet.

Kontrastmittel braucht man auch, um die Kranzgefäße in ihrem Verlauf sichtbar zu machen, sobald die Katheterspitze durch die Aorta in das Koronarsystem hineingeschoben wurde. (Welche Behandlungsmöglichkeiten es dann gibt, lesen Sie bitte in Kapitel 5, ab Seite 141.) Zum Schluss leitet der Arzt den Katheter noch durch die Aortenklappe in die linke Kammer und beurteilt die Pumpfähigkeit ihrer Wände. Dann werden die Kathetersysteme wieder entfernt. Man verschließt die Wunde an der Leiste und beschwert sie meist für einige Stunden mit einem Sandsack, um Nachblutungen zu verhindern.

C. Welche Risiken oder Nebenwirkungen kann es geben?
Komplikationen kommen vor, wenn auch sehr selten. Ausschlaggebend für die Häufigkeit bzw. Seltenheit ist in erster Linie die Erfahrung der behandelnden Ärzte. Deshalb sollte man für diese Untersuchung nach Möglichkeit ein Herzzentrum aufsuchen, wo diese Methode Routine ist. Bei den Manipulationen im Gefäßsystem, vor allem beim Einsetzen von Stents, werden gelegentlich Herzinfarkte ausgelöst (die Deutsche Herzstiftung gibt eine Häufigkeit von 2

KAPITEL 6
KRANKE HERZEN HEILEN

bis 3 Prozent an), die allerdings sofort optimal behandelt werden können. Außerdem kann es Nachblutungen an der Einstichstelle geben. Extrem selten – nach der Statistik in drei von tausend Fällen – ereignet sich bei der Behandlung mit einem Stent sogar ein Todesfall.

Worauf man noch achten muss: Das Kontrastmittel, das der Arzt braucht, um sich im Körper zu orientieren, enthält fast immer größere Mengen Jod. Normalerweise ist das völlig ungefährlich. Nur bei Patienten, die an einer latenten Überfunktion der Schilddrüse leiden, kann es dadurch zu einer massiven Ausschüttung von Schilddrüsenhormonen kommen. Da eine solche *Thyreotoxikose* – also eine Vergiftung durch die wild gewordene Schilddrüse – gefährlich ist, auch für das Herz, sollte man versuchen, vorher eine entsprechende Untersuchung der Schilddrüse vorzunehmen. Natürlich nur, sofern es die Situation erlaubt. Denn bei einem akuten Infarktverdacht ist die schnellstmögliche Herzkatheter-Untersuchung oft lebensrettend. Und mit der Schilddrüse werden die Ärzte in einem solchen Fall später dann schon fertig.

Der Herzkatheter wird in der Leiste eingeführt und bis zum Herzen vorgeschoben.

Die Röntgenaufnahmen
<u>A. Was kann ein Arzt mit dieser Methode erkennen?</u>
Das klassische Röntgenbild der Brust (*Röntgen-Thorax*) hat auch im Zeitalter von Ultraschall, Kernspin und raffinierten Kathetertechniken durchaus noch seine Berechtigung. Es erlaubt nämlich

> **EIN TIEFER BLICK INS HERZ**

einen sehr schnellen Überblick über die Situation, in der sich das Herz befindet. Herzgröße, Änderungen der Herzform, die Rückschlüsse auf Erweiterung der Kammern oder Verdickung der Wände ermöglichen, Stauungszeichen der Lunge, die Abbildung der

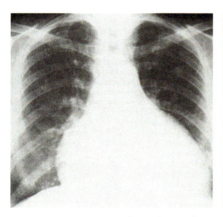 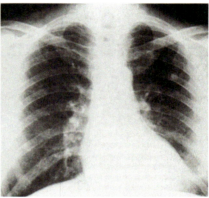

Links: extreme Herzschwäche und Lungenstauung
Rechts: nach Behandlung sind Herz und Lunge wieder normal

großen Gefäße mit eventuellen Hinweisen auf Kalkablagerungen ergeben ein ziemlich genaues erstes Bild.

B. Wie verläuft die Untersuchung?
Sehr einfach. Man wird vor den Röntgenschirm gestellt, der Unterleib wird mit einer Bleischürze abgedeckt, und die Assistentin macht jeweils eine Aufnahme von vorne und von der Seite.

C. Welche Risiken oder Nebenwirkungen kann es geben?
Schwangere sollten nur im Notfall geröntgt werden. Für alle anderen aber ist die relativ geringe Strahlendosis, die man bei diesen einfachen Aufnahmen erhält, unbedenklich.

Die Computertomografie (Cardio-CT)
A. Was kann ein Arzt mit dieser Methode erkennen?
Es handelt sich um eine Darstellung der Herzkranzgefäße, die – im Gegensatz zum Herzkatheter – nicht invasiv, das heißt ohne Eindringen eines Instruments in den Körper, allein mittels raffiniert

KAPITEL 6
KRANKE HERZEN HEILEN

gesteuerter Röntgenstrahlen vorgenommen wird. Man erhält so recht zuverlässig Auskunft über mögliche Einengungen an den Arterien und kann vor allem Kalkablagerungen in den Gefäßen erkennen. Aber: Im Gegensatz zu einer Herzkatheteruntersuchung

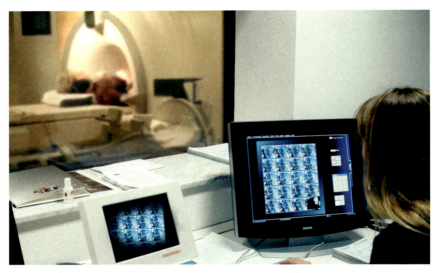

Untersuchung einer Patientin mit Kernspintomografie

kann der Arzt dabei keine Behandlungen vornehmen. Auch entspricht die Zuverlässigkeit der Ergebnisse nicht immer denen einer Katheteruntersuchung.

B. Wie verläuft die Untersuchung?

Die Patienten erhalten ein Medikament, das die Herzfrequenz herabsetzt, werden an ein EKG angeschlossen und mit einer Venenkanüle zur eventuellen Kontrastmittelgabe versehen. Auf einer bequemen Liege schiebt man sie in den Röntgenapparat. Die eigentliche Aufnahme dauert nur wenige Sekunden, während derer die Strahlen in einer Spirale Schichten durch den Körper legen. Die gesamte Untersuchung dauert ca. 15 Minuten.

C. Welche Risiken oder Nebenwirkungen kann es geben?

Die Strahlenbelastung ist, wie bei allen Computertomografien, hoch, weil bei der Untersuchung viele einzelne Aufnahmen gemacht werden,

> **EIN TIEFER BLICK INS HERZ**

die der Computer dann wieder »zusammensetzt«. Die Methode ist oft nicht geeignet für Patienten, denen man bereits einen Stent eingesetzt hat, oder für solche mit starken Gefäßverkalkungen.

Die Kernspintomografie
A. Was kann ein Arzt mit dieser Methode erkennen?
Im Gegensatz zu den Röntgenstrahlen bilden die Magnetfelder und Radiowellen der Kernspintechnik gerade die Weichteile des Körpers sehr genau und differenziert ab. Deshalb lassen sich mit der Methode vor allem die Wände und die Innenräume des Herzens untersuchen. Dabei kann man Unregelmäßigkeiten der Wände – zum Beispiel Tumore – gut erkennen. Aber auch für die Beurteilung der Herzleistung ist diese Technik sehr gut geeignet. Ein großer Vorteil: Der Patient wird nicht mit Strahlen belastet.

B. Wie verläuft die Untersuchung?
Alle metallischen Gegenstände müssen abgelegt werden. Patienten mit Herzschrittmachern oder mit Stents aus bestimmten Metallen können deshalb meist nicht auf diese Weise untersucht werden. Auch bei dieser Technik arbeiten die Ärzte oft mit Kontrastmitteln, die aber sehr gut vertragen werden.

Dann wird man in eine relativ enge Röhre geschoben (Patienten mit Neigung zu Klaustrophobie erhalten vorher ein leichtes Beruhigungsmittel). Gegen den Höllenlärm, den die Maschine macht, gibt es Ohrenschützer. Dann braucht der Patient Geduld und Gelassenheit, während die Maschine ca. 10 bis 15 Minuten lang Bilder von seinem Inneren produziert.

C. Welche Risiken und Nebenwirkungen kann es geben?
Keine.

KAPITEL 6
KRANKE HERZEN HEILEN

Die wichtigsten Eingriffe am Herzen

Der Direktor der Klinik für Herz- und Gefäßchirurgie am Deutschen Herzzentrum in München, Professor Dr. Rüdiger Lange, sagte in einem Interview mit dem Bayerischen Rundfunk etwas Bemerkenswertes: »Früher hatte ein Chirurg im Alter von 45 bis 50 Jahren im Wesentlichen ausgelernt. Die letzten 15 bis 20 Jahre seiner Tätigkeit hat er nur noch Operationen durchgeführt, die er einmal erlernt hatte und die sich auch nicht wesentlich veränderten. Heute muss auch ein 50-jähriger Operateur zum Teil noch völlig neue Techniken lernen. Einige dieser minimal-invasiven Verfahren sind sehr schwierig und stellen eine wesentlich größere Herausforderung dar als die konventionellen Techniken. Dadurch findet ein ständiger Lernprozess statt, dem man sich unterziehen muss, wenn man erfolgreich sein und die Verfahren weiterentwickeln will.«

Das Interview fand statt im Zusammenhang mit der Meldung des Herzzentrums über die hundertste Operation, bei der eine Herzklappe – die Aortenklappe – mithilfe der Kathetertechnik implantiert wurde. Kathetertechnik heißt, dass die Ärzte den Brustkorb nicht öffnen mussten, keine Herz-Lungen-Maschine brauchten und dem Patienten dadurch eine große Operation ersparen konnten. (Mehr über dieses Verfahren lesen Sie ab Seite 178.)

Professor Lange hat natürlich recht. Die Herzchirurgie hat sich rasant weiterentwickelt. Sie kann nicht nur mehr – auch sehr alten – Menschen mit schweren Herzproblemen helfen, sondern sie tut dies mit immer »sanfteren« Methoden. So wäre die Vorstellung, Herzklappen sozusagen von außen zu reparieren oder zu ersetzen, vor 20 Jahren noch undenkbar gewesen. Allerdings hilft die beste Technik nichts, wenn sie nicht von geschulten Ärzten angewandt wird. Daher plädiert der Herzexperte Professor Lange dafür, schwierige, zum Beispiel minimal-invasive Operationen nur an dafür besonders spezialisierten Zentren vornehmen zu lassen: »Das ist extrem wichtig. Kliniken, die nur ein paar Hundert Operationen im Jahr durchführen, können diese Expertise gar nicht haben. Deswegen sollte der Trend

DIE WICHTIGSTEN EINGRIFFE AM HERZEN

eigentlich dahin gehen, dass solche Operationen auf einige wenige große Zentren konzentriert werden, mit entsprechenden Spezialisten, die eben auch sehr viele dieser Eingriffe durchführen.« In diesen Zentren besteht vor allem auch die Möglichkeit, in jedem Einzelfall zu entscheiden, ob es für den Patienten besser ist, wenn die »Reparatur« des Herzens durch neuartige Kathetertechniken oder durch konventionelle Operationsmethoden erfolgt.

Im Folgenden möchte ich Sie kurz über die wichtigsten modernen Behandlungsmethoden informieren. (*Alle* Operationsmöglichkeiten sowie deren Vor- und Nachteile zu besprechen, würde ein eigenes dickes Buch ergeben.)

Korrektur angeborener Herzfehler

Auch die Kinderkardiologie und die Kinderherzchirurgie haben sich in den letzten Jahrzehnten unglaublich schnell weiterentwickelt. In Deutschland werden alljährlich ungefähr 6000 Babys mit einem Herzfehler geboren. Mehr als 90 Prozent von ihnen können heute nach der entsprechenden Behandlung auch als Erwachsene ein weitgehend normales Leben führen! Das gilt vor allem für die Fälle, bei denen nur ein einziges Problem besteht, beispielsweise ein Loch in der Scheidewand zwischen linkem und rechtem Vorhof oder zwischen linker und rechter Kammer. Diese Stellen müssen in den meisten Fällen verschlossen werden, um falsche Blutströme im Herzen und damit eine einseitige Belastung des Herzmuskels zu verhindern. Schwieriger wird es bei komplexen Fehlbildungen. Kinder, die zum Beispiel mit einer **Fallot Tetralogie** – benannt nach Dr. Etienne-Louis Arthur Fallot, der sie 1888 zum ersten Mal beschrieb – zur Welt kommen, hätten in der Regel eine äußerst geringe Lebenserwartung, weil bei ihnen vier Herzstrukturen fehlgebildet sind (daher die Bezeichnung »Tetralogie«): Die Klappe, durch die »verbrauchtes« Blut aus der rechten Herzkammer in die Lunge gelangen soll, ist bei ihnen stark verengt, die rechte Herzkammer dafür erweitert; es besteht außerdem ein großer Defekt in der Trennwand zwischen rechter und linker Herzkammer, und die eigentliche Hauptschlagader, die Aorta, entspringt an einer falschen

KAPITEL 6
KRANKE HERZEN HEILEN

Stelle und leitet dadurch ständig sauerstoffarmes Blut wieder zurück in den Körper. Entsprechend schlecht gedeihen diese Kinder, sie haben blaue Lippen, oft auch sonst eine bläuliche Haut (»blue babys«) und andere Zeichen eines starken Sauerstoffmangels.

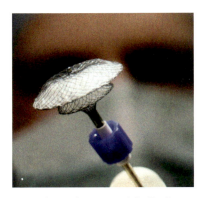

Ein Schirmchen verschließt das Loch in der Herztrennwand.

Man kann sich das Glücksgefühl der Eltern vorstellen, die erleben, wie ihre Kinder aufblühen, nachdem diese Defekte durch eine komplizierte Operation weitgehend korrigiert wurden. Zumal sie wissen, dass ihr Kind danach ein fast normales Leben führen kann.

(Für Eltern oder Großeltern von betroffenen Kindern empfehle ich das hervorragende Heft ›Herzblatt‹, Ausgabe 1/2011 der Deutschen Herzstiftung e.V., Adresse siehe Anhang Seite 232.)

Die häufigste angeborene Fehlbildung ist das schon erwähnte Loch in der Trennwand zwischen den beiden Vorhöfen, der **Vorhof-Septum-Defekt**, medizinisch: Atrium-Septum-Defekt oder ASD (»Atrium« bedeutet »Vorhof«). Er kann ausgeprägt sein und von Anfang an Probleme machen – oder aber er ist klein und wird manchmal erst per Zufall entdeckt, wenn das Kind längst erwachsen ist. Ob und wann diese offene Stelle verschlossen werden muss, hängt davon ab, wo genau sie sich befindet und wie ausgedehnt sie ist. Diese Details bestimmen auch, durch welche Methode das Loch verschlossen werden soll. Wenn möglich – und das gilt für ca. 80 Prozent der Fälle – wird man einen schonenden Eingriff durchführen können und mithilfe eines Katheters einen kleinen Schirm in die Trennwand einsetzen. Dieses Schirmchen wird dann in den nächsten Monaten vom Körper mit Bindegewebe überzogen und kann auf diese Weise auch mit dem Kinderherz wachsen. Bei anderen Formen des Defekts ist allerdings eine Operation am offenen Herzen und meist unter Einsatz der Herz-Lungen-Maschine notwendig. Auch dafür gibt es aber bereits neue Techniken, die minimal-invasiv durch die

DIE WICHTIGSTEN EINGRIFFE AM HERZEN

seitliche Brustwand vorgenommen werden. Als Faustregel gilt, dass ein Vorhof-Septum-Defekt bis zum 25. Lebensjahr verschlossen sein sollte, da sonst eventuell Komplikationen wie Herzmuskelschwäche oder Rhythmusstörungen auftreten können.

Wenn sich das Loch nicht zwischen den beiden Vorhöfen, sondern in der Trennwand zwischen der rechten und der linken Herzkammer befindet, spricht man vom **Ventrikel-Septum-Defekt** (VSD; Ventrikel = Kammer). Für das Herz bedeutet so ein Loch, dass zusätzlich Blut aus der linken, kräftigeren in die rechte Kammer gepumpt wird. Dort herrscht dadurch ständig eine größere Blutfülle, die nur mühsam weiterbefördert werden kann und zu einer starken Belastung des Herzmuskels und der Lungengefäße führt.

Die betroffenen Kinder fallen zunächst durch eine tiefere und schnellere Atmung auf. Im Herzultraschall erkennt man dann die offene Stelle in der Wand. Sehr kleine Defekte heilen manchmal von selbst zu. Meistens aber müssen die Herzspezialisten eingreifen, um Langzeitschäden zu verhindern. Auch hier stehen zwei Verfahren zur Verfügung: zum einen der Verschluss mittels Kathetertechnik und Einbringen eines Schirmchens. Zum anderen die Operation, bei der das Loch entweder zugenäht oder mit einem »Flicken« (engl. *patch*) – aus dem Bindegewebe des Herzbeutels oder aber einem Kunststoff – versiegelt wird.

Die koronare Herzkrankheit: Bypass oder Herzkatheter?

Das Wichtigste über die Therapie der koronaren Herzerkrankung haben Sie wahrscheinlich in Kapitel 5, ab Seite 141 bereits gelesen.

Die Frage, die bei jedem Patienten neu gestellt werden muss – und die Sie, falls Sie an einer Arteriosklerose der Herzgefäße leiden, in aller Ausführlichkeit mit einem Spezialisten besprechen sollten –, lautet: Was ist besser für mich, was ist sicherer, schonender, effektiver und nachhaltiger, eine Bypass-Operation oder die Reparatur meiner Herzkranzgefäße durch das Einsetzen von einem oder mehreren Stents? (Oder womöglich keines von beiden, sondern nur eine intensive medikamentöse Therapie?)

KAPITEL 6
KRANKE HERZEN HEILEN

Falls bereits ein Herzinfarkt droht, ist die Frage müßig. Dann muss man sofort handeln, und das bedeutet: Herzkatheter, Erweitern der Engstelle(n) und eventuell Stent.

Für die nicht so akut Gefährdeten hier eine Reihe von Fragen und Antworten, mit deren Hilfe sie sich für ihr Gespräch mit den Experten fit machen können:

BYPASS-OPERATION

Was steht mir bevor? Im Allgemeinen eine große Operation unter Vollnarkose (in seltenen Fällen wird auch eine Rückenmarksnarkose angeboten, bei der der Patient wach ist, aber nichts spürt). Meistens erfolgt der Eingriff durch Spaltung des Brustbeins, Öffnung des Herzbeutels und Einsatz der Herz-Lungen-Maschine, die das Blut während der Operation mit dem nötigen Sauerstoff versorgt und dem Chirurgen erlaubt, in Ruhe am stillgelegten Herzen zu arbeiten. Mit der Schlüssellochtechnik (das heißt minimal-invasiv, ohne Herz-Lungen-Maschine) können nicht alle Bereiche des Herzmuskels erreicht werden. Sie ist deshalb nur bei bestimmten Veränderungen der Kranzgefäße anwendbar. Auch die Technik, durch raffinierte Haltevorrichtungen und starke Verlangsamung der Herzaktion die Bypässe am schlagenden Herzen zu legen, ist nicht in allen Fällen möglich.

Vorteile des Eingriffs Wahrscheinlich bessere Langzeiterfolge im Vergleich zur Stent-Implantation, vor allem bei Veränderungen an mehreren Herzkranzgefäßen, bei längeren verengten Abschnitten oder bei Verengungen im Bereich der Hauptstammarterie (dem Blutgefäß, das direkt aus der Aorta entspringt und sich dann in die einzelnen Kranzarterien verzweigt). Nur ganz selten gibt es später einmal erneut Probleme im operierten Bereich.

Nachteile des Eingriffs Große Operation. Narkose. Erhöhtes Risiko von Schlaganfall durch die Manipulation an den Gefäßen (0,3 bis 4 Prozent) oder von vorübergehenden neurologischen Störungen

DIE WICHTIGSTEN EINGRIFFE AM HERZEN

während und nach der Operation bei Einsatz der Herz-Lungen-Maschine.

KATHETERBEHANDLUNG

Was steht mir bevor? Nur ein kleiner Schnitt in der Leiste oder am Arm. Keine Narkose, nur Beruhigungsmittel. Schmerzfreies Einführen des Katheters und eine – abgesehen von ein paar Momenten, in denen man Druck- oder Hitzegefühle in der Brust verspürt – schmerzlose Prozedur. Die verengten Abschnitte der Koronararterien werden aufgedehnt und dann durch ein Drahtgeflecht (»Stent«), das sich fest in die Gefäßwand legt, offen gehalten. (Details lesen Sie in Kapitel 5, ab Seite 141.)

Vorteile des Eingriffs Schonend für den ganzen Körper und daher gerade bei alten Menschen günstig. Meist kann man bereits am selben oder spätestens am nächsten Tag wieder nach Hause und sich sehr rasch wieder normal belasten. Die genaue Diagnostik und die Behandlung können in nur einem »Arbeitsgang« durchgeführt werden. Billiger als eine Operation.

Nachteile des Eingriffs Es kommt häufiger als bei einer Bypass-Operation zu einer »Re-Stenose«, also zu einer Wiederverengung des Gefäßes, die einen neuen Eingriff erforderlich macht. Allerdings ist diese Komplikation in den letzten Jahren durch neuere (»beschichtete«) Stents stark zurückgegangen. Für Langzeitergebnisse gibt es dazu noch keine aussagekräftigen Statistiken.

Die Leitlinien der kardiologischen Gesellschaften empfehlen für die Behandlung verengter Herzkranzgefäße eine Bypass-Operation, wenn mehr als zwei Koronargefäße Engstellen aufweisen, wenn Engstellen sehr ausgedehnt (langstreckig) sind oder wenn die Hauptstammarterie betroffen ist. In allen anderen Fällen erzielt man mit der Katheterbehandlung inzwischen gleich gute Erfolge.

KAPITEL 6
KRANKE HERZEN HEILEN

▶ **DIE HERZ-LUNGEN-MASCHINE**

Viele Reparaturarbeiten am Herzen können nicht durchgeführt werden, während dieses kleine Wunderorgan pumpt und wackelt und nicht eine Sekunde stillhält. Also hat man sich Gedanken da-

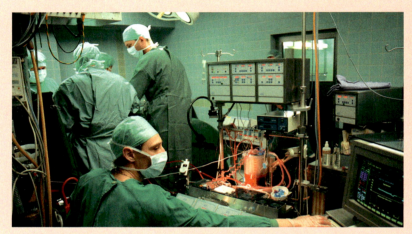

Wichtiges Hilfsmittel bei Herzoperationen: die Herz-Lungen-Maschine, die den Kreislauf aufrecht hält, während das Herz stillgelegt ist.

rüber gemacht, wie man die Herzfunktion für kurze Zeit einer Maschine überlassen könnte, um das Herz stillzulegen. Leicht gesagt, schwierig auszuführen. Denn eine solche Maschine muss
- die Pumpfunktion übernehmen und den jeweils genau richtigen Blutdruck erzeugen
- die Lungenfunktion nachahmen, das heißt, dem Blut Sauerstoff zuführen und Kohlendioxyd daraus entfernen
- die Blutzellen so sanft wie möglich behandeln, damit sie nicht kaputtgehen, und
- kleinste Blutgerinnsel sowie Luft und Schaum aus dem Blutstrom herausfiltern.

Die Herz-Lungen-Maschine kann dies alles. Auch wenn sie die Funktionen von Herz und Lunge nur auf eine ziemlich grobe Weise nachahmt. So gleitet das Blut zur Sauerstoffaufnahme an den Lungenbläschen der lebendigen, echten Lunge an einer Fläche von

DIE WICHTIGSTEN EINGRIFFE AM HERZEN

200 Quadratmetern vorbei, während die Maschine für den Gasaustausch nur bis zu 10 Quadratmeter zur Verfügung stellt.
Dennoch ist diese Maschine ein unverzichtbarer Bestandteil der Herzchirurgie geworden. In Zusammenarbeit von Ärzten und Maschinenexperten, den *Kardiotechnikern*, wird eine große Hohlvene des Patienten angezapft. Das Blut strömt dann durch einen »Oxygenator«, passiert – jetzt wieder hellrot, da mit Sauerstoff gesättigt – eine Rollerpumpe, wird wieder auf die richtige Temperatur gebracht und dann in die Aorta, die große Schlagader, geleitet. Nach der Operation bringt man das Herz mit einem elektrischen Reiz wieder zum Schlagen und entfernt die Verbindungen zur Maschine.

Die Reparatur der Klappen

Es ist noch gar nicht so lange her, da bedeutete die Erkrankung einer der Herzklappen den sicheren, wenn auch oft quälend langsamen Tod. Ursache der Veränderung waren meistens bakterielle Infektionen durch *Streptokokken* oder *Staphylokokken*. Antibiotika gab es noch nicht, und so mussten die Ärzte relativ hilflos zusehen, wie das Herz ihrer Patienten sich mühte, das Blut durch verengte oder undichte Ventile zu pumpen. Oft wiesen die vorher so glatten und zarten Segel- oder Taschenklappen dichte Kolonien von Bakterien auf, bevor sie sich dann in hässliche, schrumpelige Narben verwandelten. Bis der Herzmuskel ermattete und schließlich ganz versagte. (Siehe auch Kapitel 1, Seite 21.)

Dann kam die glorreiche Zeit der Klappenchirurgie. Es gab jetzt Antibiotika, und die Herz-Lungen-Maschine erlaubte es den Ärzten, in Ruhe am offenen Herzen die kranken Klappen zu entfernen und sie durch künstliche zu ersetzen. Man verwendete entweder metallische, die den Vorteil hatten, ewig zu halten, aber in ihrer Mechanik doch den natürlichen Klappen unterlegen waren, sodass die Patienten lebenslang blutverdünnende Mittel gegen die Bildung von Gerinnseln nehmen mussten. Oder es wurden sogenannte Bioprothesen implantiert, die aus den Herzklappen von Schweinen gefertigt waren, aber den Nachteil hatten, dass sie nur ca. zehn Jahre hielten.

Diese chirurgischen Verfahrensweisen werden im Prinzip auch heute noch angewandt, allerdings mit weiterentwickelten Tech-

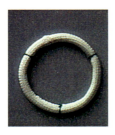 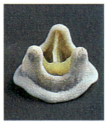 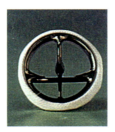

1. Ring *Die Reparatur der natürlichen Klappe erfolgt oft mit einem Ring, der ins Gewebe einwächst.* **2. Bioklappe** *Die Bioklappe verwendet Segel vom Rind oder Schwein – haltbar ca. 10 Jahre.* **3. Metallklappe** *Die Titanklappe ist ein mechanisches Ventil. Langlebig, aber anfällig für Gerinnselbildung.*

niken und besseren Ersatzklappen. Dennoch ist für die Behandlung krankhaft veränderter Herzklappen inzwischen eine neue Zeit angebrochen.

Zum einen hat man festgestellt, dass sich viele kaputte Klappen so gut »reparieren« lassen, dass der Patient keine künstliche Klappe benötigt. Zum anderen – und das ist eine geradezu revolutionäre Neuerung – erfordert das Einsetzen einer neuen Klappe nicht mehr in jedem Fall die große Operation am offenen Herzen, sondern man kann sie mittels Kathetertechnik an die richtige Stelle bringen und dort befestigen.

Hier sind die entsprechenden Details für die beiden am häufigsten betroffenen Klappen: die Mitralklappe und die Aortenklappe. (Entsprechende Prozeduren können aber auch an den beiden anderen Klappen vorgenommen werden.)

Therapie der Aortenklappe

An dieser Klappe, die den Übergang von der linken Herzkammer zur großen Schlagader bildet und die naturgemäß einer hohen

DIE WICHTIGSTEN EINGRIFFE AM HERZEN

Belastung ausgesetzt ist, treten am häufigsten Veränderungen auf, vor allem eine Verengung durch Entzündungen oder Kalkablagerungen. Daher ist die **Aortenklappen-Stenose**, wie es medizinisch heißt, die vorherrschende Herzklappenerkrankung gerade bei älteren Menschen und unbehandelt ein Zustand, der das Leben der Betroffenen gefährdet. Zunächst spürt man davon sehr wenig. Bei stärkerer Verengung, wenn nicht mehr genügend Blut in den Kreislauf gelangt, droht allerdings bei geringster Anstrengung ein Kollaps, das heißt, der Mensch fällt einfach um. Andererseits ist die Belastung für den Herzmuskel, der maximalen Druck erzeugen muss, um das Blut durch die nur noch geringe Öffnung zu pressen, auf Dauer zu groß: Das Herz wird früher oder später versagen.

> *Vor jeder Herzoperation werden alle Organe, z.B. Magen und Darm des Patienten, gründlich untersucht, um Entzündungen oder Krebs auszuschließen.*

Auch wenn die Klappe nicht mehr richtig schließt, wenn also immer wieder Blut in die Kammer zurückfließt, bedeutet das für das Herz eine Zusatzbelastung. Auch davon spürt man in den Anfangsstadien sehr wenig, vielleicht eine gewisse Atemnot. Besteht aber eine höhergradige **Aortenklappen-Insuffizienz**, wie das fehlerhafte Schließen der Klappe heißt, dann droht ebenfalls Herzversagen. Kein Problem für die Herzchirurgen, die den Austausch der Klappe routiniert und sicher durch einen Eingriff am offenen Herzen und mithilfe der Herz-Lungen-Maschine durchführen.

Allerdings erweist sich, dass vor allem ältere Patienten eine solche Klappenoperation benötigen. Und gerade ältere Menschen – wir sprechen hier von 75 Jahren und mehr – haben oft auch andere Leiden wie Nieren- oder Lungenkrankheiten, und ihr körperlicher Allgemeinzustand ist womöglich so schlecht, dass eine so große Operation für sie nicht mehr infrage kommt. Ihnen konnten die Ärzte bis vor Kurzem nur noch wenig helfen. Erst seit einigen Jahren gibt es eine neue, raffinierte Methode, die kaputte Klappe zu ersetzen, ohne lange Operation und ohne dass man dafür den Brustkorb öffnen muss.

KAPITEL 6
KRANKE HERZEN HEILEN

»TAVI« heißt das Verfahren – die Abkürzung steht für *Transcatheter Aortic-Valve Implantation*, also das Einsetzen einer neuen Aortenklappe mithilfe eines Katheters –, und die Prozedur ist beeindruckend: Der Arzt führt zunächst einen Herzkatheter von der Leiste aus über die Hauptschlagader genau bis zur defekten Klappe. Dann schiebt er einen Ballon durch den Katheter und bläst ihn mit großem Druck auf, sodass die kaputten Klappenelemente in die Wand des Gefäßes gedrückt werden. Zum Schluss wird eine vorbereitete Ersatzklappe in das jetzt weit offene Gefäß geschoben und so an die Wände gepresst, dass sich der Klappenring fest im Gewebe verankern kann. Noch spektakulärer ist eine andere Variante dieser Methode: Hier erfolgt der Zugang zur Klappe mit dem Katheter nicht über die Schlagader, sondern durch die Brustwand, dann direkt durch die Spitze des Herzens und quer durch die linke Kammer zur Aortenklappe. Welcher dieser Zugangswege tatsächlich günstiger ist, wird in Expertenkreisen noch diskutiert, hängt aber auch davon ab, ob die Leistenarterie weit genug ist, um die zusammengefaltete Klappe passieren zu lassen. Offensichtlich nimmt es das Herz nicht übel, wenn man ein kleines Loch hineinstanzt (das man danach selbstverständlich wieder sorgfältig verschließt).

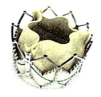
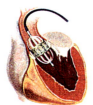
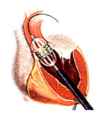

Die Bioklappe (oben) wird entweder durch die Schlagader (links) oder direkt durch die Herzspitze (rechts) anstelle der defekten Aortenklappe eingesetzt.

Die Kardiologen schieben die benötigten Ersatzteile manchmal direkt durch die Herzwände.

DIE WICHTIGSTEN EINGRIFFE AM HERZEN

▶ TATSÄCHLICH EINE GROSSARTIGE ENTWICKLUNG?

Trotz der Erfolge mit diesen neuen Techniken haben die Kardiologischen Gesellschaften eine Leitlinie herausgegeben, die die Anwendung dieser Methoden derzeit noch einschränkt:

Diese Kathetertechniken sollten nur eingesetzt werden, wenn eine Reparatur der Klappen oder ein Klappenersatz durch eine offene Operation wegen des Alters des Patienten oder bei sonstigem erhöhten OP-Risiko nicht möglich ist oder nicht sinnvoll erscheint.

Die Gründe lauten:
- Die Sterblichkeit nach dem Eingriff ist bei der Kathetertechnik höher: 11,2 Prozent gegenüber 2,6 Prozent nach der konventionellen OP-Methode. Das liegt zwar sicher auch daran, dass Patienten, die mit der Kathetertechnik behandelt werden, in deutlich schlechterem Zustand sind. Aber es kann zusätzlich doch einige schwere Komplikationen, wie zum Beispiel Rhythmusstörungen, Schlaganfälle oder starke Blutungen geben.
- Nach einigen Statistiken schließt jede dritte Ersatzklappe nach Einsetzen mittels Katheter nicht zuverlässig.
- Es gibt noch keine Ergebnisse von Langzeitstudien.
- Katheterimplantierte Klappen sind wahnsinnig teuer. Die Kosten für die Prozedur liegen momentan bei etwa 35 000 Euro, während die klassische Operation trotz größeren Aufwands nur ca. 17 000 Euro kostet. (Angeblich soll es Klinikverwaltungen geben, die ihre Ärzte zur teureren Variante drängen, weil dann wohl auch mehr Geld für die Klinik abfällt ...)

In jedem Fall müssen Herzchirurg, Kardiologe und der Patient gemeinsam entscheiden, welche Methode jeweils das beste Ergebnis verspricht. Und, noch einmal: Diese aufwendigen Behandlungen sollten nur in großen Herzzentren durchgeführt werden.

KAPITEL 6
KRANKE HERZEN HEILEN

Therapie der Mitralklappe

Neben der Aortenklappe ist es dieses Ventil zwischen linkem Vorhof und linker Kammer, das sich häufig verändert und dann vor allem nicht mehr richtig schließt. Gerade bei Patienten mit einem schwachen Herzen und schlaffer, erweiterter linker Herzkammer ist die Architektur der Mitralklappe und ihrer Schließmechanismen oftmals gestört. Eine undichte Klappe, davon war bereits die Rede, bedeutet aber, dass ständig Blut wieder zurück, in diesem Fall in den linken Vorhof, gepresst wird. Das Blut staut sich dann in einem überlasteten Vorhof und letztlich in der Lunge. So kann die **Mitralklappen-Insuffizienz** ziemlich rasch zu einer dramatischen Situation führen.

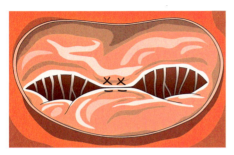

»Mitralclip«: Durch einen kleinen Clip werden die beiden Segel der Mitralklappe einander angenähert und die Öffnung wird verkleinert.

Herzchirurgen versuchen deshalb alles, um diese Klappe zu reparieren, das heißt, sie wieder dicht zu bekommen. Dabei setzen sie oft einen neuen Kunststoffring ein, den sie an die Stelle des ausgefransten Originalklappenrings implantieren. Erst wenn eine solche Rekonstruktion nicht möglich ist, wird eine Ersatzklappe eingebaut.

Bei schwerkranken Patienten, für die eine derartige Operation ein zu großes Risiko wäre, hat sich auch ein kleiner Clip bewährt, den man mit einem Katheter an den defekten Klappensegeln befestigt und so deren Durchmesser – und damit die zurückfließende Blutmenge – vermindert. Mehrere andere Verfahren, die über Kathetersysteme ausgeführt werden sollen, werden derzeit erprobt.

Die Verengung der Mitralklappe – die **Mitralklappen-Stenose** – ist meistens eine Folge von entzündlichem Rheuma oder einer anderen Infektion, die die Innenwände des Herzens befällt (*Endokarditis*) und dabei auch die Strukturen der Klappe verändert,

DIE WICHTIGSTEN EINGRIFFE AM HERZEN

die Segel verformt und die Öffnung immer mehr verkleinert (siehe auch Kapitel 2, Seite 40). In manchen Fällen können die Ärzte solche verklebten Segel voneinander trennen und auf diese Weise wieder eine normale Funktion herstellen. Meistens ist die Klappe aber schon so zerstört, dass man sie durch eine künstliche oder eine Bioklappe ersetzen muss.

Für die Zukunft hofft man, dass es möglich sein wird, hochwertige Ersatzklappen aus körpereigenem Material zu »züchten«. Die bisherigen Versuche seien jedenfalls vielversprechend, meinen die Forscher.

Bei Klappenoperationen am offenen Herz kann man gleichzeitig auch ein eventuell vorhandenes Vorhofflimmern behandeln, indem man die Pulmonalvenen im linken Vorhof isoliert (siehe Kapitel 3, Seite 89).

Die Schrittmachersysteme

Die Implantation eines Herzschrittmachers gilt heute als harmloser Eingriff. Tatsächlich wird dabei nach einem kleinen Hautschnitt der eigentliche Schrittmacher – ein winziger Computer mit einem Hochleistungs-Akku – hinter einem der Brustmuskel befestigt. Von dort aus führt man die Elektroden durch eine Vene bis zum Herzen und verankert sie dort an bestimmten Stellen.

Die jeweiligen Schrittmacher und ihre Aufgaben habe ich Ihnen bereits ausführlich vorgestellt:

Den **einfachen Schrittmacher**, der bei zu langsamer Herzaktion zusätzliche Impulse gibt, in Kapitel 3, Seite 76.

Den **Schrittmacher zur Synchronisation** schwacher Herzen in Kapitel 2, Seite 55.

Den **Defibrillator** zur Verhinderung von Kammerflimmern und plötzlichem Herztod in Kapitel 2, Seite 56 ff.

KAPITEL 6
KRANKE HERZEN HEILEN

Vom Tabu zur Routine-OP: Herztransplantation

Die Geschichte der Medizin wird für immer mit der kühnsten Tat des 20. Jahrhunderts verbunden bleiben, mit der ersten Transplan-

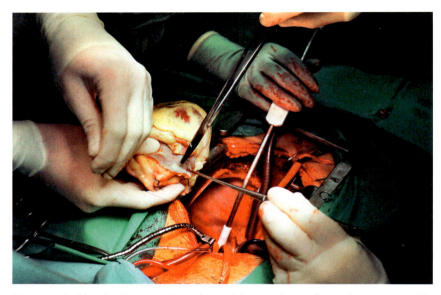

Der entscheidende Moment: Das alte, müde Herz ist entfernt, das neue wird in die Körperhöhle eingefügt und mit den Blutgefäßen verbunden.

tation eines Herzens, das einem jungen Unfalltoten entnommen und einem älteren Mann übertragen wurde, dessen eigenes Herz endgültig zu versagen drohte. Das war ein Tabubruch, eine bis dahin unerhörte Handlung, ein Frevel, wie viele meinten, ein Vergehen gegen die Idee der Schöpfung, wie andere protestierten – und doch löste die Operation nicht nur Verstörung, sondern auch Bewunderung und eine Welle der Hoffnung aus, insbesondere bei all denen, die an unheilbaren Herzproblemen litten.

Die chirurgische Großtat ist inzwischen Routine geworden.

Auch die großen Religionen, Christentum, Islam, Judentum und Buddhismus, haben ihre jeweiligen Bedenken und ihre Vorstellungen von der Unversehrtheit des Körpers im Tod weit-

VOM TABU ZUR ROUTINE-OP HERZTRANSPLANTATION

gehend beiseitegelassen und sich für Organspenden, auch die des Herzens, eingesetzt, weil sie darin einen Akt der Nächstenliebe sehen.

Zwischen 400 und 500 Herzen werden allein in Deutschland jedes Jahr transplantiert, und die Zahl bleibt eigentlich nur begrenzt, weil nicht mehr Spenderherzen zur Verfügung stehen. Es sei eine relativ »einfache« Operation, behaupten die Herzchirurgen. Die große Frage bleibe aber stets: Wie stark ist das gespendete Organ und wie gut hat es den Transport überstanden? Die zweite Frage laute dann: Wie bereitwillig wird es vom Körper des Empfängers angenommen – obwohl man inzwischen hervorragende Medikamente hat, die die Abwehrreaktionen auf ein Minimum herabsetzen.

Der tatsächliche Tod eines Spenders muss von zwei unabhängigen Ärzten zweifelsfrei festgestellt worden sein.

Leider scheuen sich viele Menschen immer noch, einen Organspendeausweis auszufüllen, obwohl sie die Organspende durchaus positiv bewerten. Sicher gibt es dabei auch heimliche Ängste. So lautet die Frage, die immer wieder gestellt wird: wie sicher ist es, dass ich tatsächlich tot bin, wenn mir Organe entnommen werden? Sie sollten keine Sorge haben. Der unwiderrufliche Hirntod muss jeweils von zwei unabhängigen Experten, darunter einem Neurologen, dokumentiert werden. Spenderausweise bekommen Sie in den Apotheken und sicher auch bei Ihrem Hausarzt.

Bevor wir zu den Einzelheiten einer solchen Transplantation kommen, noch ein kleiner Ausflug in eine Zeit, als das Herz noch eine andere Bedeutung hatte und über den Tod hinaus wie ein Schatz gehütet wurde.

KAPITEL 6
KRANKE HERZEN HEILEN

▶ **DAS HERZ ALS GRÖSSTE KOSTBARKEIT**

Den frommen Menschen des Mittelalters und denen, die in all den Jahrhunderten danach lebten, hätte es gegraust, wenn man ihnen berichtet hätte, dass man in nicht allzu ferner Zukunft Herzen von Verstorbenen in die Körper von Fremden verpflanzen könnte, wo sie dann weiterschlagen würden. Das Herz, damals als Sitz der Seele und des göttlichen Atems angesehen, das alles enthielt, was das Wesen eines Menschen ausmachte, galt als mystischer Ort und sollte deshalb auch nach dem Tod verehrt und gefeiert werden können. So entstand die seltsame Sitte der **Herzbestattungen**, die bis in das späte 19. Jahrhundert lebendig war und die vor allem die Kaiser- und Königshäuser, die Bourbonen, die Habsburger, aber auch die Wittelsbacher bis hin zu Ludwig II. dazu brachte, das Herz ihrer edlen Verblichenen zu entfernen – »explantieren« würde man heute sagen – und getrennt zu begraben oder auszustellen. Schon seit Karl dem Großen hatte man dem Blut und den Eingeweiden eines Verstorbenen besondere Kräfte zugesprochen – ähnlich den noch heute gültigen Vorstellungen bei animistischen Religionen. Als eine besondere Kostbarkeit wurde deshalb in vielen Fällen das Herz eines Helden oder Herrschers dem Leichnam entnommen, gereinigt, einbalsamiert und in einem eigenen Gefäß oder Kästchen bewahrt. Das konnte eine Silberkapsel sein oder eine Urne aus Bronze, manchmal auch ein Doppelbehälter, damit sich die Gemahlin dem Gatten auch noch nach dem Tod nahe fühlen durfte.

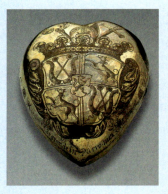

Herzkapsel von Sebastian Graf von Pötting

Die praktische Seite dieses Kults zeigte sich in den zahllosen Kriegen. Da es meist nicht möglich war, den Leichnam eines Helden nach Hause zu transportieren, entnahm man ihm das tapfere Herz, um es den Angehörigen zur Trauer und zum Gedenken übergeben zu können.

VOM TABU ZUR ROUTINE-OP HERZTRANSPLANTATION

Der Kardiologe und Medizinhistoriker Professor Dr. Armin Dietz hat darüber eine kleine Kulturgeschichte geschrieben, die sich sehr vergnüglich liest.[19] Darin berichtet er einerseits, wie die Kirche unter Bonifaz VIII. in einer päpstlichen Bulle aus dem Jahr 1299 gegen diesen Brauch wetterte: »(...) kraft unserer Würde, den Missbrauch der verabscheuungswürdigen Unsitte, den manche Gläubigen auf Grund jener grässlichen Gewohnheit gedankenlos begehen, zu bannen, damit nicht dieser äußerste Wahnsinn einer zu Lebzeiten befohlenen Unsitte den menschlichen Körper zerstöre, Auge und Ohr der Gläubigen mit Schrecken erfülle.« Andererseits erzählt er von den vielen könig-

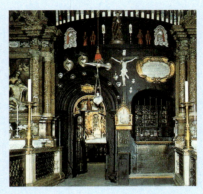

Altarraum der Gnadenkapelle von Altötting mit den Herzurnen

lichen Bestattungszeremonien in allen möglichen Ländern und von den teilweise kuriosen Begräbnisstätten. So bestimmte etwa der Musiker Johann Carl Gottfried Loewe (1796–1869), der berühmte Balladenkomponist, dass sein Herz in einer goldenen Kapsel in der C-Flöte seiner geliebten Orgel in St. Jakobi zu Stettin bestattet werden sollte.

Wir wissen auch, dass Frédéric Chopin, der 1849, nur 39 Jahre alt, in Paris starb, zwar dort begraben werden wollte, dass aber sein Herz, das immer für sein Heimatland Polen geschlagen hatte, dorthin gebracht und in heimatlicher Erde bestattet werden sollte. Auch mit dem Beginn des 20. Jahrhunderts war es mit den Herzbestattungen keineswegs vorbei. Noch 1989 ließ Kaiserin Zita von Bourbon-Parma ihr Herz neben dem ihres Gemahls, Kaiser Karls I., bestatten, dessen Herz sie in einer Urne fünfzig Jahre lang von einem Exil ins andere durch die Welt geschleppt hatte.

---

19 Armin Dietz: Ewige Herzen, MMV Medien & Medizin Verlagsgesellschaft mbH, München 1998

KAPITEL 6
KRANKE HERZEN HEILEN

Herz auf Reisen

Vor mehreren Jahren haben einige Länder Mitteleuropas unter dem Namen *Eurotransplant* eine Vermittlungsstelle geschaffen, die innerhalb dieser Zone eine wichtige Aufgabe erfüllt: die Koordination aller Transplantationszentren, der Labors, in denen Gewebetypisierungen durchgeführt werden, und des schnellstmöglichen Transports frisch gespendeter Organe zu den jeweils passenden Empfängern. Andere Ländergruppen wie Skandinavien oder die baltischen Staaten unterhalten ähnliche Dienste. Diese Organisationen leisten Erstaunliches auf dem Gebiet der Logistik: So wird beispielsweise das Herz eines gerade in Amsterdam Verstorbenen, der sich zu Lebzeiten für die Organspende entschieden hat, in Blitzeseile in einen Container mit einer kühlen Nährlösung verpackt und mit einem Spezialkurier per Charterflugzeug oder Hubschrauber nach Dresden gebracht. Dort wartet ein schwerkranker Mann seit Monaten auf ein neues Herz. Eurotransplant hat ihn unter den Hunderten für eine Transplantation angemeldeten Patienten als denjenigen ausfindig gemacht, dessen Alter, Größe und Gewebemerkmale am besten zu dem Spenderherz passen. Im OP in Dresden sind beim Eintreffen der kostbaren Fracht die Herzchirurgen und der hastig informierte – inzwischen schon narkotisierte – Patient bereit, um das kalte Herz in Empfang zu nehmen, noch einmal zu begutachten und in den neuen Körper zu verpflanzen. Höchstens sechs Stunden dürfen zwischen der Entnahme und dem Moment vergangen sein, an dem das Herz dort wieder zu schlagen beginnt.

> *In den Jahren zwischen 1967 und 2007 hat Eurotransplant 122 000 Menschen durch die Vermittlung eines Spenderorgans helfen können. Zu den transplantierten Organen gehörten 14 000 Herzen.*

So funktioniert die Transplantation

Vorbedingungen: Der Patient darf außer dem versagenden Herzen keine anderen schweren Organschäden haben; außerdem muss er geistig beweglich, psychisch stabil und kooperativ sein. Die Alters-

VOM TABU ZUR ROUTINE-OP
HERZTRANSPLANTATION

grenze ist nicht genau festgelegt, da das biologische und nicht das kalendarische Alter entscheidet. Viele Zentren legen die Grenze allerdings auf 60 bis 65 Jahre fest.

Weitere Bedingungen betreffen die Verträglichkeit von Spenderherz

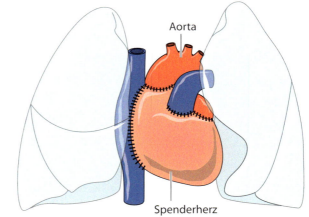

Herz nach der Transplantation mit den entsprechenden Nahtlinien

und Empfänger: Herzgröße, Blutgruppe und bestimmte Merkmale der weißen Blutkörperchen müssen übereinstimmen.

Operationstechnik: Nach Anschluss an die Herz-Lungen-Maschine, die den Kreislauf aufrechterhält, wird das alte Herz entnommen, wobei die Rückwände der beiden Vorhöfe und die dort einmündenden großen Körpervenen erhalten bleiben. Dann wird das Spenderherz eingepasst und an den Vorhöfen und den beiden Schlagadern vernäht. Dabei muss die Operation bei aller gebotenen Eile selbstverständlich mit der größtmöglichen Präzision erfolgen. Und sie dauert deshalb immerhin noch zwei bis drei Stunden. Danach schildern alle im OP Anwesenden den Augenblick, in dem das neue Herz wieder von sich aus schlägt, als einen unglaublichen Glücksmoment.

Dennoch gibt es danach noch häufig **Probleme**. Gefürchtet ist vor allem die Möglichkeit, dass das Immunsystem des Empfängers das neue Herz nicht nur als »fremd« erkennt, sondern dass es trotz

KAPITEL 6
KRANKE HERZEN HEILEN

aller entsprechenden Medikamente versucht, diesen Fremdkörper abzustoßen. Dieses Risiko versucht man zu minimieren, indem man in den ersten Wochen nach der Transplantation einige Male Gewebeproben aus dem Herzen entnimmt und auf diese Weise das Risiko sehr früh erkennen und sofort mit starken Mitteln bekämpfen kann. Das Immunsystem unterdrückende Medikamente muss der Patient allerdings lebenslang einnehmen. Aber er kann sich damit trösten, dass sein Herz gemäß der Statistik mit knapp 80-prozentiger Wahrscheinlichkeit auch nach fünf Jahren – und wer weiß, wie viel länger – brav arbeiten wird.

»Es hat mehrere Wochen gedauert«, erzählte mir ein Patient, »bis alles gut verheilt war und bis ich mich mit meinem neuen Herzen wirklich angefreundet hatte. Aber dann war das Gefühl unbeschreiblich. Ein neues Leben eben.«

KAPITEL 7

SO BLEIBT IHR HERZ GESUND

Wir alle haben heute mit mehr Risiken für unser Herz und die Gefäße zu kämpfen als frühere Generationen, auch wenn sich dafür andere Gefahren, vor allem Infektionen, leichter abwehren lassen. Bevor wir jetzt zu den vielen Möglichkeiten kommen, die Sie haben, um diese Risiken zu verringern, das heißt, Ihr Herz kräftig und gesund zu erhalten, möchte ich mit Ihnen noch einen kleinen Umweg über die Bedeutung des Herzens in einer anderen kulturgeschichtlichen Epoche machen.

Paracelsus sah im Menschen ein Abbild des ganzen Kosmos.

Die Menschheit denkt ja seit jeher intensiv über ihre Beziehung zur Natur nach. Im für sie Unbegreiflichen des Kosmos, also im Lauf der Sonne und der Sterne, in der Entstehung von Wind, Regen, Blitz und Feuer, in der ganzen rätselhaften, Ehrfurcht gebietenden Schöpfung haben die Menschen schon seit dem Altertum nach einer Antwort auf die Frage nach ihrem Woher und Wohin gesucht.

So beschrieb *Theophrastus Bombastus von Hohenheim,* besser bekannt unter dem Namen *Paracelsus* (1493–1541), in seinen Lehrbüchern den Menschen als ein direktes Abbild des Kosmos. Der große Heilkun-

Quentin Massys: Paracelsus (um 1530)

KAPITEL 7
SO BLEIBT IHR HERZ GESUND

dige, Philosoph und Mystiker sah sogar Parallelen zwischen dem menschlichen Organismus und dem Planetensystem. Dabei galt das Herz für ihn, wie für viele Naturphilosophen vor und nach ihm, als der Mittelpunkt dieses Universums: »Das Hertze ist die Sonne im Microcosmo.« So wie die Sonne, das Herz der ganzen Natur, den Makrokosmos durchströmt, belebt und in Bewegung hält, so gibt »das Herz (…) seinen Geist durch den ganzen Leib wie die Sonne über alle Gestirne und die Erde«.[20]

Paracelsus hat mit seinem Vergleich von Sonne und Herz einen uralten, archaischen Gedanken wieder aufgegriffen, dem man bereits im babylonischen Gilgamesch-Epos, aus der Zeit um 2400 vor Christus, begegnet. Über die Jahrhunderte hinweg taucht er in vielen Mythen und Religionen auf und endet in den unglaublich grausamen Riten der Azteken, des sagenumwobenen indianischen Volkes, das zwischen dem 14. und 16. Jahrhundert im heutigen Mexiko lebte.

> ▶ **SONNENGOTT UND HERZOPFER**
>
> Die Bewohner des Aztekenreiches im präkolumbischen Mexiko sahen das Universum von einer riesigen Zahl von Göttern bewohnt. Die meisten von ihnen, allen voran der Sonnen- und Kriegsgott *Huitzilopochtli,* waren allerdings keine gütigen Herrscher, sondern flößten den Menschen gewaltige Angst ein. Um sie zu besänftigen, musste man ihnen ständig Opfer bringen. Leider forderten die Götter vor allem Menschenopfer. Es hieß, der Sonnengott würde sich abwenden, die Welt würde schwarz und dunkel werden, wenn er nicht immer wieder Nahrung in Form von menschlichen Herzen und Herzblut erhielte. Da die Azteken selbst nur selten gewillt waren, sich der Sonne zu opfern, mussten Sklaven und Kriegsgefangene herhalten, und so waren die aztekischen Krieger hauptsächlich damit beschäftigt, neue Gefangene zu machen – je mehr und je tapferer, desto besser.
> Die spanischen Konquistadoren unter Hernán Cortés, selbst keine

---

20 Frank Nager: Das Herz als Symbol, Editiones Roche, Basel 1993, S. 61

SO BLEIBT IHR HERZ GESUND

Kinder von Traurigkeit, die damals – wir befinden uns im 15. Jahrhundert – missionierend, mordend und marodierend in Mittelamerika eingefallen waren, beschrieben entsetzt dieses Ritual des Herzopfers, das an nicht wenigen ihrer Kameraden vollzogen worden war:

Unter lauten Trommel- und Hörnerklängen wurde das Opfer, geschmückt und bemalt, von vier Priestern auf die Pyramide geleitet, auf deren oberster Plattform der große Tempel des Sonnengottes stand. Dann legte man den Auserwählten auf den Opferstein und band ihn fest. Einer der Priester ergriff einen messerscharf geschliffenen Feuerstein, schlitzte dem Armen bei lebendigem Leib die Brust auf, riss das Herz heraus und bot es der Sonne dar. Ob der Körper danach von den Umstehenden verspeist wurde,

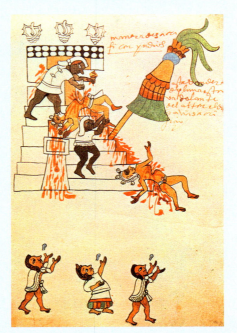

Aztekisches Herzopfer

ist nicht ganz sicher. Allerdings war man, wie auch in manchen anderen Kulturen, der Meinung, dass die Tapferkeit eines Mannes auf diejenigen übergeht, die ihn sich einverleiben.

Ein bizarrer, grausamer Kult, ohne Zweifel. Nur sollten wir nicht vergessen, dass die Europäer, allen voran die Spanier, die immerhin aus einem Hochkultur-Land kamen, nicht weniger grausam mit den indianischen Völkern Mittelamerikas umgingen. Und dass für das Naturvolk der Azteken das Fortbestehen seiner Welt nur möglich schien, wenn es das Kostbarste dafür opferte: das Herz eines Menschen. Es hat dennoch nichts genützt: Das Volk der Azteken ging unter.

KAPITEL 7
SO BLEIBT IHR HERZ GESUND

Ist mein Herz gefährdet? Die Risikofaktoren

Wir sind nicht Sklaven unserer Gene!

Jedes Herz ist gefährdet, das eine früher, das andere später. Und es sind die unterschiedlichsten Faktoren, die als Risiken erkannt wurden. Um die soll es im ersten Teil dieses Kapitels gehen, während Sie der zweite Teil ganz allgemein über das informieren soll, was man als gesunden – und damit auch das Herz unterstützenden – Lebensstil bezeichnet.

Das größte Risiko für unser Herz ist zweifellos **das Alter**. So wie auch andere Organe – Haut, Nieren, Blutgefäße – einem nicht umkehrbaren Alterungsprozess unterworfen sind, weil sich ihre Zellen irgendwann nicht mehr mit der gleichen Kraft erneuern können, so verliert auch der Herzmuskel im Lauf des späteren Lebens einen Teil der ungeheuren Leistungsfähigkeit, die ihn charakterisiert. Obwohl – bereits diese Aussage bedeutet eine zu starke Vereinfachung. Es kommt eben

Unbehandelte Risikofaktoren sind die Ursache für die große Zahl neuer Fälle von Herz-Kreislauf-Krankheiten.

sehr darauf an, wie ein Mensch sein Alter gestaltet. Ob er meist auf der faulen Haut liegt, vor sich Fernseher, Bier und Pommes, oder ob er nach wie vor ein aktives Leben führt, eines, das auch seinen Körper auf Trab hält und dabei sein Herz trainiert. Und es kommt auf die Gene an, die er geerbt hat. Die beim einen noch vor dem siebzigsten Geburtstag die Abnahme der Lebenskraft programmiert haben, während sie einen anderen – oft *eine andere* – noch mit neunzig einigermaßen fit halten.

Genau hier aber sollte Ihr persönliches Engagement einsetzen. Wir wollen ja nicht zu Sklaven unserer Gene werden, sondern eventuell belastende ererbte Schwachstellen rechtzeitig ausgleichen. Dazu müssen wir zumindest ahnen, was diese Gene uns zugedacht haben. Die erste Frage nach den speziellen Risiken, die unser Herz bedrohen, heißt deshalb: Hatten oder haben unsere Vorfahren und Verwandten Probleme mit dem Herzen?

IST MEIN HERZ GEFÄHRDET?
DIE RISIKOFAKTOREN

Familienerbe

Ich denke, Sie sollten sich zunächst mit detektivischem Spürsinn in Ihrer Familie umsehen.

Ist nicht Onkel Karl ziemlich jung gestorben? Woran eigentlich?

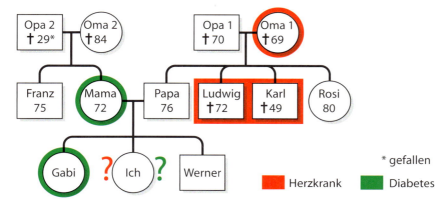

Und was war mit Großmutter Käthe? Da hieß es doch, sie hätte es »am Herzen« gehabt?

Dann stellt sich vielleicht heraus, dass Großmutter Käthe in ihrem letzten Jahr nur noch schwer schnaufend im Sessel sitzen konnte. Und dass ihr Sohn Karl tatsächlich mit 49 Jahren an seinem zweiten Herzinfarkt starb. Obwohl er, wie es in der Familie heißt, nie geraucht hat. Nur hohen Blutdruck hatte er, das schon.

Ihre nächsten Kandidaten wären dann Karls Geschwister, darunter vielleicht auch Ihr eigener Vater. Es geht ihm gut? Keine Herzprobleme? Umso besser. Wann war er zuletzt beim Arzt? Was macht sein Blutdruck? Wie hoch ist sein Cholesterin? Hat er seine Blutgefäße, vor allem die Halsarterien, die sein Gehirn versorgen, in letzter Zeit mit Ultraschall untersuchen lassen? (Dadurch kann man auch auf die Gesundheit der übrigen Adern schließen.) Noch nicht? Dann wird es aber Zeit!

Die Familiengeschichte liefert Hinweise auf mögliche Risiken für das eigene Herz.

Als Nächstes wären dann die eigenen Geschwister dran, und so weiter. Sie verstehen, was ich meine. Man sollte zunächst den Blick

KAPITEL 7
SO BLEIBT IHR HERZ GESUND

auf die Familiengeschichte richten, um auf die eigenen Schwachstellen aufmerksam zu werden. So wie jemand, dessen Eltern Diabetiker sind, alles tun muss, um der womöglich geerbten eigenen Veranlagung ein Schnippchen zu schlagen: schlank bleiben, körperlich aktiv sein, sich mit viel Gemüse, wenig Fett und wenig einfachen Kohlehydraten ernähren. In Zukunft werden wir wahrscheinlich erleben, dass die Genetiker, die intensiv an der weiteren Entschlüsselung des menschlichen Erbguts arbeiten, viele Krankheitsgene sehr früh identifizieren und uns warnen können. Da eine Veranlagung für bestimmte Krankheiten aber (mit wenigen Ausnahmen) nicht von einem, sondern, soweit wir das schon wissen, fast immer von einer Vielzahl defekter Gene bestimmt wird, ist eine solche Prognose erstens schwierig und liegt, zweitens, noch in ziemlicher Ferne.

Ihr Herz ist ein lebendiges Wesen – man muss es gut behandeln und ihm die Arbeit erleichtern.

Sollten sich unter Ihren (Bluts-)Verwandten tatsächlich Personen mit früh aufgetretenen Herzproblemen befinden, dann bedeutet das für Sie eine Warnung. Mehr zunächst nicht. Jetzt kommt es darauf an, Ihre eigenen Risiken zu erkennen und nach Möglichkeit auszuschalten.

Hoher Blutdruck

Stellen Sie sich vor: Ihr kleiner Herzmuskel kämpft einen ständigen Kampf, Tag und Nacht, 24 Stunden rund um die Uhr. Er versucht tapfer, genügend Blut in den Körper zu pressen – aber da ist dieser zunehmende Widerstand in den Blutgefäßen, den er überwinden muss. Ihr Blutdruck ist erhöht (obwohl Sie das vielleicht noch gar nicht bemerkt haben) und hat das System der Arterien möglicherweise schon verändert.

Im Normalfall, also bei normalem Druck und gesunden Arterien, erweitern sich diese elastischen Muskelschläuche, sobald der Blutschwall vom Herzen her anflutet. Dank ihrer Elastizität ziehen sie sich dann sofort wieder zusammen und leiten dadurch die Kraft der Herzpumpe weiter – in einer Art Wellenbewegung. Eine solche

IST MEIN HERZ GEFÄHRDET? DIE RISIKOFAKTOREN

Ader bietet dem Herzen keinen oder nur einen ganz geringen Widerstand. Mit dem Älterwerden, aber auch durch hormonelle Einflüsse, verliert sich diese Elastizität. Dadurch entsteht ein höherer Druck im System. Hoher Druck beschädigt auf Dauer die empfindliche Innenhaut der Gefäße. Sie wird spröde, hart und rissig; Cholesterin, Blutplättchen und Kalk können sich festsetzen: ein Teufelskreis. Denn auf diese Weise verwandelt sich eine dehnbare, geschmeidige Ader langsam in ein starres Rohr – typisches Kennzeichen der *Arteriosklerose*. Gegen die Druckerhöhung in solchen unelastischen Gefäßen anzupumpen, erfordert vom Herzmuskel eine immer größere Kraftanstrengung.

Was dann passiert, haben Sie vielleicht schon in Kapitel 2 gelesen (siehe Seite 34): Der Herzmuskel verändert sich. Er bildet zusätzliche Fasern, wird dicker und dadurch weniger gut durchblutet, vor allem aber weniger elastisch. Das heißt, er kann sich nun seinerseits nicht mehr richtig entspannen, um die nötige Blutmenge aufzunehmen.

Das »Hochdruckherz« ist chronisch überfordert und wird mit der Zeit versagen. Eine teilweise Rückbildung kann nur erfolgen, solange noch keine bleibenden Schäden im Muskel oder an den Blutgefäßen aufgetreten sind.

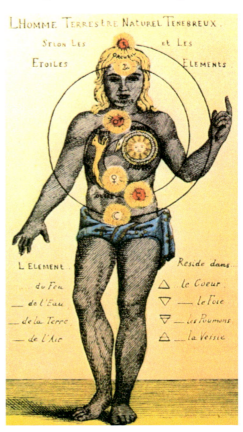

Die Darstellung aus dem 17. Jahrhundert zeigt eine Analogie zwischen Planeten und den Organen des menschlichen Körpers.

KAPITEL 7
SO BLEIBT IHR HERZ GESUND

> ► **WIE ENTSTEHT BLUTHOCHDRUCK?**
>
> Bei Erreichen des 60. Lebensjahres hat in Deutschland fast jeder Zweite einen zu hohen Blutdruck. Bei vielen setzt dieser Prozess aber schon deutlich früher ein, bei manchen sogar schon in jugendlichem Alter.
>
> Zunächst ist es ist ganz wichtig herauszufinden, ob eine behandelbare Ursache zum Blutdruckanstieg geführt hat. Mögliche Auslöser sind:
>
> — Überfunktion der Schilddrüse
> — Nierenkrankheiten, besonders eine Verengung der Nierenarterien
> — Aorten-Isthmus-Stenose (eine Anomalie der Blutgefäße)
> — erhöhte Produktion von Hormonen wie Adrenalin oder Kortison

Wie gesagt, diese Krankheiten kann man behandeln bzw. heilen und dadurch den erhöhten Blutdruck ursächlich beseitigen. Leider trifft dies aber nur auf zehn Prozent der Fälle zu. Alle anderen beruhen auf einer spontanen, meist genetisch vorprogrammierten Veränderung der Blutgefäße, deren Mechanismen heute noch nicht entschlüsselt sind. Man spricht dann von »essenziellem Bluthochdruck« – ein nichtssagender Ausdruck für eine Volkskrankheit.

Egal, wie alt Sie sind – Ihr Blutdruck sollte in Ruhe nicht höher sein als 135/85.

Das Teuflische am erhöhten Blutdruck ist, dass man ihn zunächst nicht spürt. Man muss also regelmäßig messen, in jungen Jahren gelegentlich, ab 50 aber häufiger, um mit der Behandlung rechtzeitig zu beginnen und damit Schäden an Adern und Herz zu verhindern.

Ich weiß, niemand nimmt gerne Tabletten, zumal man sie wahrscheinlich lebenslang braucht. Aber da muss einem der Verstand zu Hilfe kommen, der glasklar sagt: Du hast die Chance, dein Herz, dein Gehirn, deine Nieren und deine Augen zu schützen – nutze sie!

IST MEIN HERZ GEFÄHRDET?
DIE RISIKOFAKTOREN

PRAKTISCHE TIPPS

Blutdruck messen Für jeden, der älter ist als 50, lohnt es, sich ein eigenes Messgerät zuzulegen. Es ist grundsätzlich egal, ob man ein Oberarm- oder ein Handgelenksgerät wählt; wichtig ist, dass es ein Prüfsiegel der Hochdruckliga hat. Wobei man bei Handgelenksapparaten sehr genau darauf achten muss, dass das Gerät während der Messung locker in Herzhöhe gehalten wird. Und dass man beim Armgerät die richtige Manschettenbreite aussucht. Sie richtet sich nach dem Umfang des Oberarms. Gemessen wird im Sitzen, nach mindestens fünf Minuten Ruhe.

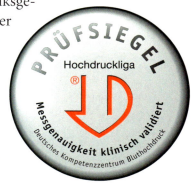

Prüfsiegel der Hochdruckliga

Wenn Sie kein eigenes Gerät haben, sind Apotheken die besten Anlaufstellen. Aber: Es gibt falsche Werte, wenn Sie vorher Kaffee getrunken haben (Kaffee erhöht zunächst den Blutdruck, dann senkt er ihn, weil er die Blutgefäße erweitert), wenn Sie schwere Einkaufstüten geschleppt oder sich abgehetzt haben. Nur der *Ruheblutdruck* ist aussagekräftig.

Wenn Sie dauernd unterschiedliche Werte messen oder wenn Sie nur dann hohe Werte haben, wenn Sie in die Praxis Ihres Arztes kommen (»Weißkittel-Hochdruck«), empfiehlt sich eine Langzeitmessung, die zeigt, wie sich Ihr Blutdruck innerhalb von 24 Stunden verhält.

Abnehmen, Sport treiben Oh, oh, werden Sie jetzt vielleicht denken – hier kommen die Ratschläge, die man ohnehin kennt, aber doch nicht befolgt. Sei's drum – vielleicht haben Sie ja Lust, etwas zu tun, was Ihren Blutdruck auf *natürliche Weise* senkt. Falls Sie nämlich übergewichtig sind, tragen Sie mit Sicherheit nicht nur Speckpölsterchen um Bauch und Hüften. Auch innen im Bauch-

KAPITEL 7
SO BLEIBT IHR HERZ GESUND

raum befinden sich dann ungesunde Fettansammlungen. Gerade dieses Fett ist stark hormonaktiv, treibt den Blutdruck hoch und übrigens auch den Blutzucker (siehe Seite 201). Deshalb genügt es manchmal, einige Kilo abzunehmen, damit der Druck in den Normalbereich absinkt. Noch besser gelingt das, wenn man gleichzeitig mit regelmäßigem, leichtem Ausdauersport beginnt – Wandern, Laufen, Schwimmen, Skilanglauf oder zumindest regelmäßiges Spazierengehen.

Salzarm essen Auch mit dem Verzicht auf zu viel Salz können Sie etwas für Ihren Blutdruck tun. Denken Sie daran, dass sich schon jede Menge Salz in Brot, Wurst und Käse versteckt!

Stress abbauen Leicht gesagt, ich weiß. Niemand begibt sich ja freiwillig in Stresssituationen. Aber gerade bei ständiger innerer Anspannung schüttet der Körper Hormone wie Adrenalin und Kortison aus, durch die der Blutdruck kräftig ansteigt. Autogenes Training oder Progressive Muskelentspannung nach Jacobson können da helfen, vor allem aber eine Änderung der inneren Einstellung zu den Situationen, die uns unter Druck setzen. Eine gewisse Gelassenheit kann man trainieren – und das sollten Sie versuchen. Asiatische Heilgymnastik wie Qigong oder Tai-Chi sind bewährte Entspannungsmethoden. Manchmal braucht man allerdings die Unterstützung durch einen Psychologen und eventuell eine Verhaltenstherapie.

Alkohol nur in Maßen Gegen ein oder zwei Gläschen Wein (zusammen bis zu 0,3 l) oder Bier (bis zu 0,5 l) am Abend ist nichts einzuwenden. Wenn es regelmäßig mehr wird, allerdings schon, weil dann der Blutdruck ansteigt.

Medikamente Nein, tut mir leid, es gibt kein homöopathisches Mittel, keine Bachblüten oder sonstigen »natürlichen« Arzneien, denen man bislang nachweisen konnte, dass sie einen zu hohen Blutdruck

IST MEIN HERZ GEFÄHRDET?
DIE RISIKOFAKTOREN

zuverlässig normalisieren. Wenn Sie einen Geistheiler kennen, der Ihnen genau das verspricht, dann probieren Sie es aus, aber mogeln Sie nicht, messen Sie weiter und zahlen Sie ihm nicht zu viel. Denn der Placebo-Effekt, den seine Künste vielleicht zunächst bei Ihnen auslösen und der durchaus mit einer Blutdrucksenkung verbunden sein kann, wird wohl nicht von Dauer sein.

Es gibt, wie Sie sicher wissen, unendlich viele Medikamente, die den Blutdruck normalisieren können. Zusammen mit Ihrem Arzt müssen Sie herausfinden, welches davon – oder welche Kombination – bei Ihnen am besten wirkt und gleichzeitig keine oder nur minimale Nebenwirkungen zeigt. Eine solche Einstellung dauert manchmal ein paar Wochen. Aber sie lohnt sich. Und Ihr Herz dankt es Ihnen.

Diabetes

Das zweite große Risiko. Die Zuckerkrankheit beruht auf der Unfähigkeit des Körpers, die lebenswichtigen Zucker- bzw. Glukosemoleküle in die Zellen hineinzuschleusen. Entweder weil das dazu erforderliche Hormon *Insulin* nicht mehr ausreichend in der Bauchspeicheldrüse hergestellt wird (Diabetes Typ I) oder weil die Zellen unempfindlich – »resistent« – gegen Insulin geworden sind (Diabetes Typ II). Diese letztere, häufigere Art, früher auch »Altersdiabetes« genannt, entwickeln vor allem Übergewichtige, die ohnehin ein höheres Risiko für Stoffwechselstörungen tragen. In beiden Fällen aber ist die Konzentration von Zucker im Blut zu hoch (*Hyperglykämie*) und schädigt Blutgefäße, Organe (Augen, Nieren) und Nerven.

»Diabetes mellitus ist vor allem eine Krankheit von Herz und Kreislauf.«
Prof. Dr. Curt Diehm

Wie beim hohen Blutdruck spürt man am Anfang der Krankheit so gut wie nichts. Wenn es dann losgeht mit typischen Symptomen – Mattigkeit, starker Durst und große Harnmenge –, ist die Krankheit meistens schon fortgeschritten.

Warum gefährdet die Zuckerkrankheit Herz und Kreislauf so sehr?

KAPITEL 7
SO BLEIBT IHR HERZ GESUND

Wie Diabetes den Körper angreift

Diabetes ist, wie der Hochdruck, in erster Linie ein Gefäß-Zerstörer. Das heißt, Zuckerkranke leiden an den Veränderungen, die in ihren Blutgefäßen stattfinden. Betroffen sind vor allem die kleinsten (Mikro-)Arterien, die die Netzhaut der Augen und die feinen Filtergefäße der Nieren mit Blut versorgen. Auch die Nerven werden von solchen Mikro-Adern ernährt und reagieren typischerweise mit Schmerzen, Taubheitsgefühlen und Lähmungen (*Polyneuropathie*), wenn der Zucker schlecht eingestellt ist.

Jeder Diabetiker ist, was sein Herz betrifft, ein Hochrisiko-Patient.

In den größeren (Makro-)Arterien, zum Beispiel den Herzkranzgefäßen, entstehen Entzündungen, Fettablagerungen und kleine Thrombosen, die das Gefäß verstopfen, dadurch Durchblutungsstörungen und schließlich einen Herzinfarkt verursachen können. Gefährdet ist auch das Gehirn. Schlaganfälle treffen einen Diabetiker drei- bis viermal so häufig.

Diabetes hat eine deutliche erbliche Komponente, und jeder, dessen Eltern oder Geschwister an der Zuckerkrankheit leiden, tut gut daran, sich regelmäßig beim Arzt daraufhin untersuchen zu lassen. Als zuverlässiger Langzeitwert für die Zuckerverwertung des Körpers gilt *HBA1c*, das die Höhe des Zuckerspiegels im Blut während der letzten Wochen anzeigt.

Die beste Therapie ist auch hier die Vorbeugung. Es gibt eine Reihe von Möglichkeiten, die Krankheit Diabetes zu verhindern oder doch zumindest um mehrere Jahre hinauszuschieben.

IST MEIN HERZ GEFÄHRDET?
DIE RISIKOFAKTOREN

▶ GEHÖRE ICH ZU DEN RISIKOPATIENTEN?

1. Hat ein naher Verwandter (Eltern, Kinder, Geschwister) Diabetes?
Ja   5 Punkte
Nein   0 Punkte

2. Wie oft essen Sie ballaststoffreiche Kost (Obst, Gemüse, Vollkornbrot)?
Nicht jeden Tag   1 Punkt
Jeden Tag   0 Punkte

3. Sind Sie mindestens 3 Stunden pro Woche körperlich aktiv?
Nein   2 Punkte   Ja   0 Punkte

4. Welchen Taillenumfang haben Sie? Messen Sie auf der Höhe des Bauchnabels.

Männer	Über 110 cm	4 Punkte
	Zwischen 102 und 110 cm	3 Punkte
	Unter 100 cm	0 Punkte
Frauen	Über 90 cm	4 Punkte
	Zwischen 80 und 90 cm	3 Punkte
	Unter 80 cm	0 Punkte

5. Berechnen Sie Ihren Body-Mass-Index (BMI)
Dazu nehmen Sie Ihr Körpergewicht in Kilogramm und teilen es durch das Produkt aus Körpergröße mal Körpergröße in Metern.
BMI über 30   4 Punkte
BMI 25 – 30   2 Punkte
BMI unter 25   0 Punkte

Und jetzt die Punkte zusammenzählen!
5 Punkte oder weniger   Sehr geringes Risiko
6 bis 10 Punkte   Vorsicht! Ihr Risiko ist erhöht!
Ab 11 Punkten   Risiko deutlich erhöht!
                        Zum Arzt gehen!

KAPITEL 7
SO BLEIBT IHR HERZ GESUND

PRAKTISCHE TIPPS

Mehr bewegen! Körperliche Aktivität ist nun einmal die beste Methode, um Kreislauf und Stoffwechsel in Schwung zu bringen und dadurch auch die Zuckerverwertung anzukurbeln. Wichtig ist, dass Sie einen Sport wählen, der Ihnen tatsächlich Spaß macht – sonst versanden die guten Vorsätze nach kurzer Zeit. Als sehr günstig für die Ausdauer hat sich das Trainieren (oder auch Wandern und Spazierengehen) zusammen mit anderen Sportbegeisterten herausgestellt. In der Gruppe motiviert man sich gegenseitig.

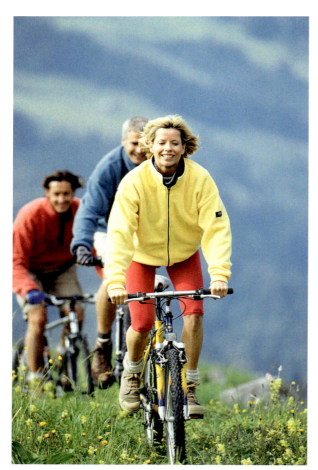

Vier Stunden Sport pro Woche sind für Alt und Jung ideal.

Übergewicht langsam abbauen! Aber bloß nicht mit einer Diät! Der Jojo-Effekt ist unvermeidlich, wenn Sie nach zwei Wochen Kohlsuppe endlich wieder normal essen. Besser funktioniert es mit dem Abnehmen, wenn Sie

IST MEIN HERZ GEFÄHRDET?
DIE RISIKOFAKTOREN

- Ihre Portionen grundsätzlich um ein Viertel bis ein Drittel verringern (und sich dafür um ein Drittel mehr Zeit beim Essen nehmen),
- mehr Gemüse und Obst essen,
- auf fette Soßen, dicke Butter- und Wurstbrote, fettes Fleisch und Torten verzichten. Und möglichst auch auf Alkohol (Ausnahmen sind natürlich erlaubt). Am besten trinken Sie hauptsächlich Mineralwasser oder ungesüßten Kräuter- oder Früchtetee. Meinetwegen auch gelegentlich eine Weinschorle. Alle Limonaden, Cola und andere Softdrinks sowie Saftschorlen sollte man meiden; sie enthalten unheimlich viele Kalorien und null Nährwert. Dass Sie sich bei einem Diabetesrisiko nicht mit Schokolade und Bonbons vollstopfen sollten, versteht sich ja von selbst. Und Sie müssen (müssen!) täglich wenigstens eine halbe Stunde flott spazieren gehen, sonst nützt auch die kalorienreduzierte Ernährung nichts. (Womit wir wieder bei dem Punkt »Mehr bewegen!« wären.)

Wichtig ist auch, dass Sie mit langsamen Erfolgen zufrieden sind. Regelmäßig vier- bis fünfhundert Gramm pro Woche abzubauen ist optimal. In jedem Fall ist diese Gewichtsabnahme die allerbeste Methode, um den Stoffwechsel – übrigens auch den Fettstoffwechsel – zu normalisieren.

Mehr über einfaches und wirkungsvolles Abnehmen können Sie in meinem Gesundheitsbuch nachlesen.[21]

Rauchen

Hier können wir es kurz machen: Jede Art und jede Menge von Nikotin ist extrem schädlich, aktives Rauchen so sehr wie passives.

Die Liste von Gefährdungen, die Rauchern nach der neuesten Forschung drohen, ist erschütternd lang. Darunter befinden sich auch solche, die man bisher gar nicht automatisch mit dem Rau-

---

21 Marianne Koch: Mein Gesundheitsbuch, Deutscher Taschenbuch Verlag, München 2004, S. 432 ff.

KAPITEL 7
SO BLEIBT IHR HERZ GESUND

chen in Verbindung gebracht hat: Blasenkrebs, der deutlich zugenommen hat; Hirnleistungsstörungen bis zur Demenz, ausgelöst durch mangelnde Durchblutung des Gehirns; Osteoporose, Erektionsstörungen, Leukämie, viele andere Krebskrankheiten. Dazu kommen noch die längst bekannten Lungenleiden wie Asthma, Emphysem, Verengung der Bronchien und eben Lungenkrebs.

Nicht aufgeben, wenn man als Raucher rückfällig geworden ist! Das nächste Mal klappt es dann vielleicht.

An erster Stelle aber stehen nach wie vor die verheerenden Folgen für das Herz und die Blutgefäße, vor allem für die Herzkranzgefäße.

Die gute Nachricht: Wenn man es schafft, mit dem Rauchen aufzuhören, vermindert sich die Gefahr für das Herz relativ rasch. Bereits nach einem Monat ist das akute Herzinfarktrisiko um ein Drittel gesunken. Das liegt daran, dass Nikotin nicht nur Arteriosklerose begünstigt, sondern dass bei jeder Zigarette ein Krampf in den Blutgefäßen ausgelöst wird, der eben oft zu einem Verschluss einer Herzarterie beiträgt.

Also: Schluss mit dem Rauchen!

> ▶ **DER ULTIMATIVE NIKOTINENTZUG**
>
> Schluss mit Rauchen – das sagt sich so leicht. Viele haben es x-mal versucht und sind dann doch wieder rückfällig geworden. Hirnforscher wissen, warum das so ist: Nikotin (auch schon in kleinen Mengen) verändert das Gehirn. Es erhöht dort die Produktion des Belohnungs- und Glückshormons *Dopamin*, ähnlich wie harte Drogen, und es übernimmt praktisch die Andockzellen (»Dopaminrezeptoren«) des ganzen Belohnungssystems. Durch die ständige Bombardierung der Rezeptoren mit großen Mengen von Dopamin steigt dann die Reizschwelle für das Gefühl des Wohlbehagens, was dazu führt, dass der Mensch sich ohne die starke Stimulierung durch Nikotin elend fühlt, glaubt, nicht mehr denken zu können, und nach der nächsten Zigarette förmlich giert (Fachausdruck: *craving*).
>
> Dazu kommt noch ein zweiter Mechanismus. Bei jedem Raucher finden typische Lernvorgänge statt: Sie kennen sicher die Geschichte

IST MEIN HERZ GEFÄHRDET?
DIE RISIKOFAKTOREN

vom Hund des russischen Wissenschaftlers Iwan Pawlow. Pawlows Hund hatte gelernt, dass es gleich etwas zu fressen gab, sobald ein bestimmtes Glockenzeichen ertönte. Dementsprechend produzierte sein Magen auf dieses Zeichen hin Verdauungssäfte. Bald genügte das Signal der Glocke alleine, also ohne das Fressen, um diese Magensaftproduktion in Gang zu setzen. Den Pawlow'schen Reflex nennt man diesen Mechanismus seither.

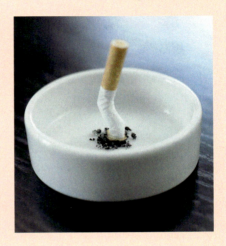

Raucher erleben diese bedingten Reflexe durch viele Signale: Der Geruch von Zigarettenrauch, die Tasse Kaffee, das Glas Wein, das Einschalten des Computers, aber auch Ärger, Stress oder die Notwendigkeit, sich zu konzentrieren, lösen bei ihnen automatisch den Griff zur Zigarette aus.

Wenn man entschlossen ist, endgültig mit dem Rauchen aufzuhören, müssen diese Kopplungen Signal – Zigarette als Erstes durchschaut und abgestellt werden. Also keine Zigarette mehr nach dem Essen oder nach dem Sex. Stattdessen abwarten oder ablenken. Meist schwächt sich dann die Lust auf Nikotin ohnehin ab.

Viele Ärzte behaupten, der Entzug sei leichter und anhaltender, wenn man Hilfsmittel wie Nikotinkaugummi oder -pflaster benutzt (es gibt auch Medikamente, die dem Gehirn beim Abgewöhnen helfen sollen). Aber meine Erfahrung ist, dass die Schlusspunkt-Methode – ein bestimmtes Datum ins Auge fassen und von da an »nie wieder« – das wirkungsvollste Verhalten ist. Am wichtigsten ist demnach die unbedingte Motivation des Süchtigen zum Aufhören. Die allerdings kann man durch ständiges Ermutigen, durch verhaltenspsychologische Hilfestellungen und durch in Aussicht gestellte Belohnungen unterstützen.

KAPITEL 7
SO BLEIBT IHR HERZ GESUND

Erhöhtes Cholesterin

Ist erhöhtes Cholesterin nun schädlich – ja oder nein? Vor Kurzem tobte dazu wieder einmal ein Meinungsstreit in den Medien. Irgendein Besserwisser – kein Mediziner oder Biologe, wie man sich denken kann – behauptete, dass die Warnung der Ärzte vor einem hohen Cholesterinspiegel im Blut unnötig sei. Dazu kam die übliche Anschuldigung: »Die Pharmaindustrie nötigt die Ärzte, möglichst viele ihrer blutfettsenkenden, aber sinnlosen Präparate zu verschreiben.«

Das Buch, das solche Ansichten unters Volk streute, verkaufte sich prima. Das war ja auch der Zweck der Sache. Ich hoffe, Sie sind auf diesen Unsinn nicht hereingefallen.

Über die Rolle des Cholesterins – und, in geringerem Maße, auch die der sogenannten Neutralfette, der *Triglyceride* – bei der Entstehung von Herz-Kreislauf-Krankheiten ist tatsächlich lange und kontrovers diskutiert, spekuliert, gestritten und geforscht worden. Heute steht zweifelsfrei fest, dass Störungen im Fettstoffwechsel und eine Überschwemmung des Blutes mit hohen Cholesterinmengen einen wesentlichen Anteil an der Entstehung von Schäden an den Arterienwänden, also an der Arteriosklerose, haben.

> ▶ **EINE LEBENSWICHTIGE SUBSTANZ**
>
> Cholesterin ist unentbehrlicher Bestandteil aller Zellwände, es ist die Hauptsubstanz der Gallenflüssigkeit, und es wird vom Körper für die Produktion der Geschlechtshormone benötigt. Das meiste Cholesterin stellt der Körper selbst her – nur einen Teil des Bedarfs nimmt er mit der Nahrung auf.
>
> Der Weg, den zum Beispiel ein Butterbrot zurücklegt, bevor es als Energielieferant bei den Zellen ankommt, ist ziemlich kompliziert. Im Verlauf der Magen- und Darmpassage wird es bis in die kleinsten biochemischen Bestandteile aufgespalten, bevor diese durch die Wand des Dünndarms ins Blut gelangen können. Wenn die Fetttröpfchen durch die Darmwand schlüpfen, warten bereits relativ große, kugelige »Container«, die *Chylomikronen,* auf sie. Das sind Eiweißkörper, die die Fetttropfen in sich aufnehmen und sie dann teils direkt

IST MEIN HERZ GEFÄHRDET?
DIE RISIKOFAKTOREN

zu den Muskeln, vor allem aber zur Leber transportieren. Hier wird ein Teil des Cholesterins abgezweigt und zur Herstellung von Galle verwendet, der Rest wird in neue Eiweißbehälter umgeladen. Diese neuen »Transportproteine« mit ihrer Ladung kennen Sie vielleicht

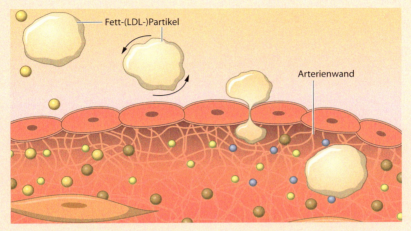

So schlüpfen Cholesterinmoleküle durch die Wand des Blutgefäßes.

unter dem Namen LDL-Cholesterin (*low density lipoprotein*), das als das »böse«, weil gefährliche Fett gilt. Zu Recht, denn diese Fettpäckchen sind es, die sich an der Innenhaut der Arterien festsetzen, dort Entzündungen hervorrufen und zur Arteriosklerose beitragen. Das geschieht allerdings nur dann, wenn zu viele von ihnen frei im Blutstrom herumschwimmen und nicht genügend »gutes« HDL-Cholesterin (*high density lipoprotein*) vorhanden ist, das die überzähligen, von den Zellen derzeit nicht benötigten LDL-Partikel aufsammelt und wieder zur Leber zurücktransportiert. Dadurch bewahrt es uns vor den Schäden, die das LDL in unseren Blutgefäßen anrichten kann.
So ist das HDL-Cholesterin eine wichtige Substanz und das Verhältnis zwischen LDL- und HDL- Cholesterin ein entscheidender Wert, der, viel genauer als das Gesamt-Cholesterin, das eigentliche Risiko anzeigt und deshalb von Ihrem Arzt kontrolliert werden sollte. Der Quotient, also LDL geteilt durch HDL, gilt als normal, wenn er nicht höher als 3 ist. (Beispiel: LDL 150 mg%, HDL 50 mg%. 150:50 ergibt 3.)

KAPITEL 7
SO BLEIBT IHR HERZ GESUND

Das Fazit: Cholesterin an sich ist also nicht schädlich. Der Körper braucht es, stellt es auch selbst her. Und wenn bei Ihnen hohe Werte gemessen werden, hat das nicht unbedingt nur mit der Nahrungsaufnahme, sondern in vielen Fällen auch mit einer genetisch bedingten Stoffwechselstörung, nämlich der erhöhten Eigenproduktion von Cholesterin, zu tun.

Dennoch steht außer Zweifel, dass auch unsere Ernährungsgewohnheiten eine Rolle spielen und dass viele von uns viel zu viel tierisches Fett essen. Cholesterin ist übrigens nur in Produkten enthalten, die von Tieren stammen, also in Fleisch und Wurst, Butter, Eiern, Käse, Vollmilch, Joghurt, Quark und in sehr vielen Fertigprodukten. Übrigens: Körperliche Aktivität erhöht den Anteil des »guten« HDL-Cholesterins im Blut, das uns, wie schon erwähnt, vor Gefäßschäden schützen kann.

Brauche ich Medikamente?
Diese Frage kann nur Ihr Arzt individuell beantworten. Wenn es keine Hinweise auf eine Gefäßkrankheit gibt und auch keine anderen Risikofaktoren vorhanden sind (z. B. Herz-Kreislauf-Krankheiten in der Familie, hoher Blutdruck, Diabetes), dann muss ein mäßig erhöhter Cholesterinspiegel zunächst nicht behandelt werden. Sollten allerdings mehrere Risiken zusammentreffen oder bereits Veränderungen der Arterien, womöglich ein Herzinfarkt oder ein Schlaganfall, eingetreten sein, so sollte der LDL-Cholesterinspiegel im Blut auf höchstens 100 mg% gesenkt werden. Mit einer Diät wird man das nicht schaffen. Es gibt aber sehr wirksame Medikamente, vor allem die sogenannten *Statine*, die in den meisten Fällen gut vertragen werden. (Für diejenigen, die davon Muskelschmerzen bekommen, stehen andere Mittel zur Verfügung.)

IST MEIN HERZ GEFÄHRDET?
DIE RISIKOFAKTOREN

▶ **NOCH FRAGEN?**

Was versteht man unter einem »Metabolischen Syndrom«?
Es ist sozusagen die Vorstufe zu Krankheiten wie Diabetes und Arteriosklerose, also ein wesentlicher Gefahrenfaktor für das Herz. Dabei handelt es sich um eine Risikokonstellation aus Übergewicht, erhöhten Blutdruckwerten, beginnenden Störungen im Zuckerstoffwechsel und erhöhten Blutfetten, lauter Faktoren, die die Gefäße schädigen können – *aber eben noch nicht bleibend geschädigt haben*. Wird diese Gefährdung rechtzeitig erkannt und bekämpft, dann bleibt der Mensch gesund.

Patienten mit einem Metabolischen Syndrom sind fast immer übergewichtig und zeigen besonders um Taille und Bauch herum entsprechende Fettansammlungen. Die sind harmlos. Aber dahinter, im Inneren des Bauches, hat sich bei ihnen, wie schon erwähnt, ein Depot von sehr aggressiven Fettzellen gebildet, die bestimmte Hormone freisetzen und dadurch Störungen im Zucker- und im Cholesterinstoffwechsel sowie Entzündungen der Blutgefäße verursachen.

Wenn die Betroffenen rechtzeitig zum Arzt gehen und, falls nötig, behandelt werden, wenn es ihnen gelingt, ihre Ernährung umzustellen, regelmäßig ein leichtes sportliches Training zu absolvieren (und dabei langsam abzunehmen), dann normalisiert sich der Stoffwechsel, und die Gefährdung für Herz und Kreislauf verringert sich.

Ein entsprechendes Risiko haben Frauen mit einem Taillenumfang über 80 cm, Männer mit einem über 102 cm. Leider spüren wir nichts von der schleichenden Gefahr, und genau deshalb ist das Metabolische Syndrom gefährlich.

KAPITEL 7
SO BLEIBT IHR HERZ GESUND

Gesund leben – was heißt das?

Was ist eigentlich »Gesundheit«? Ist es »die Abwesenheit von Krankheit«, wie manche meinen? Ist es ein rundum körperlich-seelisches

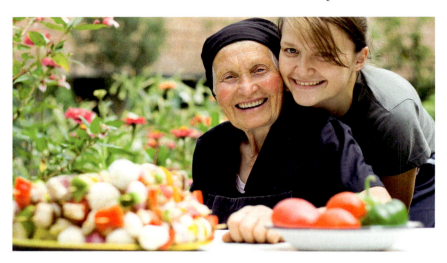

Wohlbefinden, wie es die Weltgesundheitsorganisation WHO einmal formuliert hat? Und was bedeutet Gesundheit in Bezug auf Ihr Herz?

Gesundheit wird oft als Anspruch des Einzelnen gegenüber der Allgemeinheit missverstanden, nach dem Motto: Die Gesellschaft schuldet mir Gesundheit. So einfach ist es selbstverständlich nicht. Die meisten Patienten wissen, dass ihre Ansprüche an das Gesundheitswesen nicht unbegrenzt sein können. Und dass wir alle verpflichtet sind, mit Körper und Seele sorgsam umzugehen.

Gesundheit wird einem nicht automatisch zuteil – man muss etwas dafür tun.

Ein wichtiges Stichwort in diesem Zusammenhang heißt »Eigenverantwortung«: Was kann ich persönlich tun, um meinem Körper die Chance zu geben, möglichst lange einwandfrei zu funktionieren? (Selbstverständlich sind wir auch in der Lage, etwas für unsere seelische Gesundheit zu tun, selbst wenn wir uns gegen das Schicksal, das uns Erfolg oder Niederlage, Liebe oder Trauer, Zufriedenheit oder Unglück zugedacht hat, gewiss nicht immer wehren können.)

GESUND LEBEN
WAS HEISST DAS?

Gesundheit geht durch den Magen

Die Medizin hat hinreichend bewiesen, dass die Art und Weise, wie wir uns ernähren, entscheidenden Einfluss auf unser Wohlergehen hat. Und dass nicht nur die Menschen in der Dritten Welt, die gegen den blanken Hunger kämpfen, sondern auch wir, die privilegierten Mitteleuropäer und unsere amerikanischen Freunde, im Widerspruch zu diesen Erkenntnissen häufig an Mangel- oder Fehlernährung leiden. Das mag sich seltsam anhören angesichts der übervollen Regale in unseren Supermärkten und Läden, die frisches Obst und Gemüse, Fleisch und Fisch in Hülle und Fülle anbieten. Tatsache ist aber, dass nur noch ein relativ geringer Teil der Bevölkerung sich regelmäßig dieser frischen Produkte bedient, weil wir längst dazu übergegangen sind, im großen Stil industriell vorgefertigte Nahrung für unseren täglichen Bedarf zu verwenden. Und das betrifft keineswegs nur die Haushalte, in denen jeder Cent umgedreht werden muss, um über die Runden zu kommen. Es ist die breite Masse, die Opfer einer Industrie wird, deren Ziel – entgegen ihren Behauptungen – gewiss nicht die optimale Ernährung ihrer Kunden ist, sondern ganz eindeutig der maximale Profit ihrer Aktionäre. Und die unendlich viel Geld für Verpackung und Werbung, für Fernsehspots und bunte Reklameseiten ausgeben muss, sodass für die Qualität dessen, was in den so prächtig präsentierten Waren enthalten ist, nicht mehr viel übrig bleibt. Vitamine, Spurenelemente, vollwertige Zutaten? – Fehlanzeige. Ausgeschieden oder abgetötet im Verlauf des komplexen Herstellungsprozesses. Dafür viel minderwertiges Fett, viel Salz und oft viel Zucker – alles Ursachen für das zunehmende Übergewicht bei Jung und Alt. Von all den chemischen Konservierungsmitteln, Geschmacksverstärkern, künstlichen Farb- und Aromastoffen, die das Immunsystem schwächen, weil der Körper sie wieder mühsam abbauen muss, ganz zu schweigen. (Schauen Sie sich ruhig öfter mal auf den Packungen die – wohlweislich winzig klein gedruckten – Infos über die Inhaltsstoffe an, mitsamt all den E-Nummern.)

KAPITEL 7
SO BLEIBT IHR HERZ GESUND

Sie meinen, ich übertreibe? Leider nicht. Und ich frage mich tatsächlich, warum gerade bei uns so wenig Wert auf die Qualität von Nahrungsmitteln gelegt wird. Italienerinnen, Französinnen und ihre Familien legen beispielsweise viel höhere Maßstäbe an.

Wir sollten viel mehr frische Nahrungsmittel essen.

Irgendwie scheinen wir noch nicht verstanden zu haben, dass man vielleicht ein Jahr länger mit dem alten Auto fahren, dafür aber etwas mehr Geld für höherwertiges Essen ausgeben könnte. Und dass die sogenannten *Convenience*-Produkte, also die Industriewaren, die keinerlei Arbeit mehr machen, weil man sie nur noch in die Mikrowelle schiebt, zwar praktisch sind, aber meist nicht die Anforderungen erfüllen, die man an eine ausgewogene Ernährung stellen muss.

Ich will Ihnen weiß Gott nicht den Spaß an einer gelegentlichen Tütensuppe, an der schnellen Fertigpizza und hin und wieder einem süßen Nusshörnchen verderben, aber grundsätzlich sollte man seine Ernährung anders gestalten, um gesund zu bleiben.

Die schöne Welt der Vitamine

Wir brauchen sie praktisch für alle Körperfunktionen. Die Zellerneuerung, das Immunsystem, der Knochenaufbau, der Eiweiß-, Kohlehydrat- und Kalziumstoffwechsel sowie die Blutbildung sind auf diese Vitamine angewiesen. Vor allem sind sie »Radikalenfänger«, helfen also den Zellen, sich von ihren Stoffwechselabfällen zu befreien. Leider nützt es nur wenig, wenn man in die Apotheke läuft und sich dort Multivitaminpräparate holt. Die Aufnahme der Vitamine in die Körperzellen funktioniert ungleich besser, wenn es sich um *natürliche* Vitamine aus Obst, Gemüse, Vollkorngetreide und Pflanzenölen handelt, schon weil diese begleitet werden von den sogenannten sekundären Pflanzenstoffen, zum Beispiel von Lykopenen oder Flavonoiden, die wiederum selbst wertvolle Bausteine für den Körper liefern.

(Wenn Sie tatsächlich keine Möglichkeit haben, sich gesund zu

GESUND LEBEN
WAS HEISST DAS?

ernähren, sind Vitamine aus der Apotheke wahrscheinlich besser als gar nichts. Aber Vorsicht! Zu viel davon kann Ihr Krebsrisiko erhöhen!)

Nähere Informationen, welches Vitamin in welchem Nahrungs-

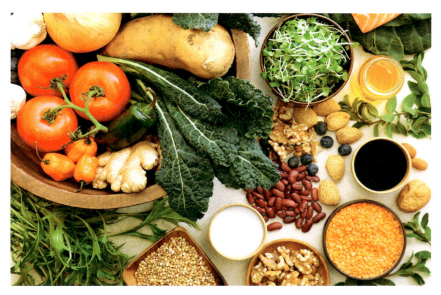

Obst und Gemüse sind wichtig für die Beseitigung der »freien Radikale«.

mittel steckt und wofür wir es besonders brauchen, habe ich in meinem Gesundheitsbuch aufgelistet.[22]

Spurenelemente und Mineralstoffe für die Zellen
Zink, Selen, Eisen, Kupfer, Jod, Kalzium und Magnesium sind nur einige der Substanzen, die unser Körper ständig braucht. Bei einer ausgewogenen Ernährung, zum Beispiel bei Einhaltung einer »Mittelmeer-Diät« (siehe Seite 216), bekommen Sie ganz von selbst ausreichende Mengen davon.

Das bedeutet, dass Sie nur in Ausnahmefällen zusätzlich entsprechende Nahrungsergänzungsmittel brauchen, zum Beispiel in Er-

---
22 Marianne Koch: Mein Gesundheitsbuch, S. 422 f.

KAPITEL 7
SO BLEIBT IHR HERZ GESUND

kältungszeiten ein Zinkpräparat zur Infektabwehr. Oder Kalzium (plus Vitamin D) als Vorbeugung gegen Osteoporose, Letzteres vor allem dann, wenn Sie weiblich und über 50 Jahre alt sind sowie womöglich eine Abneigung gegen Milchprodukte haben. (Die Gesamtmenge an Kalzium sollte zwischen 1000 und 1500 mg pro Tag liegen.) Als weitere sinnvolle Nahrungsergänzung empfiehlt die Medizin die Verwendung von jodiertem Salz, weil wir in einem ausgesprochen jodarmen Land leben. Ohne genügend Jod kann unsere Schilddrüse nicht ausreichend Hormone bilden, vergrößert sich und bildet dann womöglich einen Kropf.

Eine mögliche »Übersäuerung« des Körpers wird von gesunden Nieren automatisch ausgeglichen und bedarf keiner zusätzlichen Mittel.

Das sind aber bereits alle Nahrungsergänzungsmittel, die von Ärzten empfohlen werden. Für die übrigen fehlt jeder wissenschaftliche Beweis, dass jemand, der sich ohnehin vernünftig ernährt, davon noch gesünder würde. Im Gegenteil. Ein Zuviel an Vitaminen oder Mineralien wird im besten Fall vom Körper sofort wieder ausgeschieden. Manche Menschen sind davon sogar schon krank geworden. Äußerst gesund sind diese Mittel nur für die Bilanzen der Hersteller.

Das gilt auch für all die Schüssler- und Himalaya-Salze (das rote Himalaya-Salz ist ganz einfach gefärbt!), für Apfelessigkuren und vor allem für die Pulver oder Säfte, die eine angebliche Übersäuerung des Körpers beheben sollen. Ich denke, eine gesunde Portion Skepsis ist angebracht, wenn da jedes Jahr eine neue angebliche Wunderwaffe zur Erhaltung der Gesundheit auf den Markt kommt – und teuer verkauft wird.

GESUND LEBEN
WAS HEISST DAS?

▶ **DIE HÄUFIGSTEN ERNÄHRUNGSFEHLER**

Was machen wir oft falsch? Hier eine kleine Liste.

Zu viel Kochsalz Brot, Käse, Wurst, Schinken, vor allem aber die Fertiggerichte enthalten große Mengen davon (sogar gesüßte Waren wie Cornflakes!).
Etwas Salz (bis zu 6 Gramm pro Tag) braucht der Mensch. Zu viel treibt jedoch den Blutdruck steil nach oben.

Zu viel tierisches Fett Ein typisches Wohlstandsproblem. Wir sollten uns vor allem bei Fleisch und Fleischprodukten beschränken. Sie enthalten, im Gegensatz zu Pflanzenprodukten, die »falschen« Fette, erhöhen den Cholesterinspiegel und begünstigen die Gewichtszunahme.

Zu viele Giftstoffe Leider ist man auch beim Kauf von Bio-Ware nicht immer sicher vor Pestiziden und anderen Schadstoffen. Aber die Wahrscheinlichkeit, zumindest weniger belastete Produkte zu erhalten, ist mit einem Bio-Siegel doch deutlich größer.

Zu viele denaturierte Nahrungsmittel Alles, was den industriellen Herstellungsprozess durchläuft, ist zwangsläufig denaturiert und muss frisches Aussehen, frischen Geschmack und Geruch durch künstliche Mittel wieder vorspiegeln, zum Schaden unseres Immunsystems.

Zu viele Kalorien Es fängt schon bei den Portionsgrößen an. Leider verhält sich der Stoffwechsel schon ab dem 20. Lebensjahr nicht mehr wie bei einem Jugendlichen, der viel energiereiche Nahrung braucht, weil er vielleicht Fußball spielt und überdies noch wachsen soll. Bei Erwachsenen wird alles, was der Körper nicht sofort verbraucht, gnadenlos in Speck verwandelt. Auch mit kleineren Portionen kann man satt werden – wenn man entsprechend langsamer isst.

Zu wenig Ballaststoffe Nur wenn wir selbst kochen und reichlich Gemüse, Salate und Obst auf dem Speiseplan haben, nehmen wir automatisch ausreichende Mengen davon zu uns.

KAPITEL 7
SO BLEIBT IHR HERZ GESUND

Ballaststoffe – gut für die Verdauung

Die vielfältigen Pflanzenfasern, die vor allem in Vollkornprodukten, Obst, Gemüse und Hülsenfrüchten stecken, sind wichtige Nahrungsbestandteile. Sie können vom Körper nicht vollkommen aufgespalten werden und verlassen den Darm weitgehend unverändert. Aber sie füllen den Darm und fördern dadurch die Verdauung (und reduzieren so die Darmkrebsgefahr). Sie helfen auch gegen Übergewicht, weil sie schneller satt machen, und sie sorgen dafür, dass die eigentlichen Nährstoffe mit einer gewissen Verzögerung vom Körper aufgenommen werden und der Blutzuckerspiegel dadurch nach einer Mahlzeit nicht zu stark ansteigt. Außerdem mindern sie das Risiko einer koronaren Herzkrankheit und sollten schon aus diesem Grund in ausreichender Menge auf Ihrem Speiseplan stehen.[23]

Ballaststoffe sind wichtige Nahrungsbestandteile.

Die Herzdiät

Zwar gefällt mir das Wort »Diät« ganz und gar nicht, weil es eigentlich eine vorübergehende, nicht alltägliche Ernährungsform beschreibt. Dabei soll es ja um eine dauerhafte Umstellung Ihrer Essgewohnheiten gehen. Aber wir haben uns auch an den Ausdruck »Mittelmeer-Diät« oder »Kreta-Diät« gewöhnt – und mit beiden hat die Herzdiät etwas zu tun.

Und das sind die Zutaten für eine Ernährung, die unser Herz optimal versorgt:

• Olivenöl • jede Art von Gemüse: Tomaten, Paprika, Brokkoli, Artischocken, Auberginen, Bohnen, Karotten, Erbsen, Zucchini, Spinat, Spargel, Kohl, Wirsing und so weiter • Salate • Pasta (mit selbst gemachten Saucen) oder Reis • Pellkartoffeln (keine Chips oder Fritten!) • Hülsenfrüchte wie Bohnenkerne und Linsen • Vollkornmüsli und -brot • frischer Fisch und Meeresfrüchte

---

23 Wu H. et al.: Dietary fiber and progression of atherosclerosis: The Los Angeles Atherosclerosis Study. In: American Journal of Clinical Nutrition, Bd. 78 (6), Dezember 2003, S. 1085–91

GESUND LEBEN
WAS HEISST DAS?

• **Huhn und Lamm** • **(Mager-)Joghurt und Quark** • **(Mager-)Käse** • **Kräuter** • **viel Obst** • **Nüsse** • **wenig Süßspeisen** • **Wein (nicht zu viel)** • **(Mineral-)Wasser.**

Selbstverständlich dürfen Sie auch andere Dinge essen – nur sollten die hier angeführten den Großteil Ihrer Ernährung ausmachen.

Sie sehen schon, dass sich die Herzdiät eigentlich mühelos in jedem Haushalt einführen lässt. Sie ist weder besonders teuer (vor allem dann nicht, wenn man hauptsächlich saisonales Obst und Gemüse verwendet) noch ist die Zubereitung sehr aufwendig. Allerdings müssen dabei ein paar Bedingungen erfüllt werden:

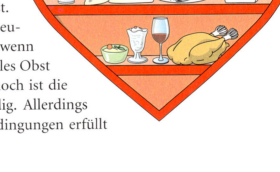

– Sie (oder ein anderes Küchentalent in der Familie) müssen selbst kochen – wenigstens die Hauptmahlzeit.
– Die Zutaten sollten alle frisch sein. (Tiefkühlgemüse ist hin und wieder erlaubt.)
– Gekocht wird nur mit Olivenöl oder einem anderen Pflanzenöl.
– Butter, Sahne, Zucker und Eier sollten nur in kleinen Mengen verwendet werden.

Das Problem für viele könnte der Verzicht oder zumindest die Einschränkung bei Wurst, Rind-, Kalb- und Schweinefleisch, bei Torten und anderen Süßigkeiten sein. Seufz. Da kann ich Ihnen leider nicht helfen. Aber gelegentliche »Sünden« dürfen Sie ohnehin begehen.

KAPITEL 7
SO BLEIBT IHR HERZ GESUND

▶ **ÜBUNGEN FÜR DEN ALLTAG**

Sitzen Sie gerade an einem Tisch? Dann machen Sie doch folgende Übung: Drücken Sie mit beiden Handflächen so stark Sie können auf die Tischplatte, zählen Sie bis 20 und lassen Sie dann wieder

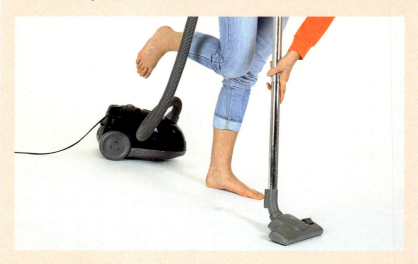

los. Das Gleiche noch einmal und schließlich ein drittes Mal. Dann setzen Sie sich vorne auf die Stuhlkante und stemmen beide Beine mit viel Kraft gegen den Boden. 20 Sekunden lang – danach wieder lockerlassen. Und ebenfalls zwei Mal wiederholen. Damit haben Sie bereits ein leichtes »isometrisches« Training absolviert. Wenn Sie das einige Male pro Tag machen, erhalten die Muskeln von Armen, Schultern, Becken und Beinen bereits die Botschaft, dass sie weiterhin gebraucht werden.

Kennen Sie das »Küchentraining«? Wir Frauen (und selbstverständlich auch manche Männer – ich will ja nicht ungerecht sein) verbringen täglich doch mindestens eine halbe Stunde zwischen Töpfen, Regalen, Geschirrspüler, Herd, Backofen und anderen Geräten und Schränken. Versuchen Sie einmal, die Bewegungsabläufe wie ein Ballett auszuführen. Tiefe Kniebeuge (statt sich bloß zu bücken), wenn Sie den Topf aus dem untersten Regal holen; auf die Zehenspitzen stellen, wenn Sie die Tassen oben aus

> GESUND LEBEN
> WAS HEISST DAS?

> dem Schrank nehmen; auf einem Bein stehen beim Abspülen der Schüsseln und so weiter. (Vorsicht – keine Experimente am Herd, das ist zu gefährlich!) Ihr Mann und Ihre Kinder werden Sie zwar für verrückt halten. Macht nichts. Hauptsache, Sie sorgen für Bewegung.
> (Ich kenne übrigens ein älteres Paar, das gelegentlich in der Küche Walzer tanzt, wenn die passende Musik im Radio kommt.)
> Selbstverständlich gehört zur Ergänzung auch noch ein »dynamisches« Training, das heißt, Sie sollten täglich mindestens eine halbe Stunde gehen, laufen, joggen, walken – was immer Ihnen am liebsten ist.

Bewegung ist Leben: Das Herz braucht Aktion

Der Aufruf zu körperlicher Aktivität zieht sich wie ein roter Faden durch dieses Buch. Mit gutem Grund. Bewegung ist die beste Methode gegen das Altern und zur Erhaltung von Kraft und Leistungsfähigkeit. Unsere Muskeln schmelzen einfach dahin, wenn wir sie nicht ständig benutzen. (Ohne entsprechendes Training hat man mit 70 Jahren nur noch etwa die Hälfte der Muskelzellen, die man einmal mit 30 besaß. Dieser Verlust an Muskelmasse gilt als eines der sichersten Zeichen für das Altern eines Menschen.) Schon von leichtem, aber regelmäßigem Sport profitieren Muskeln, Blutgefäße, Stoffwechsel und Knochen; Depressionen bessern sich, desgleichen Blutdruck und Gewicht, sogar das Brustkrebsrisiko nimmt ab. Körperliche Aktivität ist aber auch der stärkste Reiz für die Erhaltung von Nervenzellen und damit für die Leistungsfähigkeit des Gehirns. Bewegung steigert die Durchblutung, ebenso die Produktion der Botenstoffe im Gehirn und die Fähigkeit der Zellen, miteinander zu kommunizieren – die wichtigste Voraussetzung für ein funktionierendes Gedächtnis. Vor allem aber muss der Herzmuskel ständig in seiner Leistungsfähigkeit gefordert werden, damit er kraftvoll bleibt. Das heißt, jede Form von Fitness ist in erster Linie die Fitness des Herzmuskels, egal

KAPITEL 7
SO BLEIBT IHR HERZ GESUND

ob bei einem Fußballer, bei einem 100-m-Läufer oder bei Tante Helga, die auch noch mit ihren 80 Jahren in den dritten Stock steigt, ohne allzu sehr zu schnaufen.

Wir haben bereits gehört (siehe Kapitel 2, Seite 52), dass sogar kranke Herzen von einem gemäßigten Ausdauertraining profitieren, weil sich dadurch ihre Durchblutung entscheidend verbessert. In diesem Kapitel 2 lesen Sie auch, welche Sportarten für ein geschwächtes Herz sinnvoll sind und welche schädlich sein können.

Der Trick bei der Einführung von körperlicher Betätigung in Ihr Leben ist die Regelmäßigkeit. Wer *täglich* 30 Minuten trainiert, egal ob durch Sport, durch Spazierengehen oder nach der Arbeit im Fitnessstudio, dem fehlt sofort etwas, wenn er ein oder zwei Tage lang nicht dazu kommt. Diesen Status des »Mir-fehlt-etwas«, also das *Bedürfnis* nach Bewegung, sollten Sie erreichen. Er ist die beste Garantie dafür, dass Sie dranbleiben und dass Aktivität ein Teil Ihres Alltags wird.

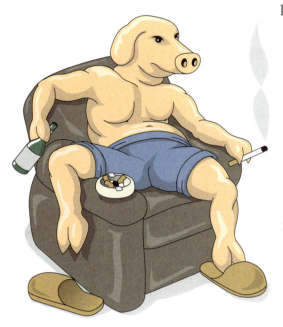

Darf ich vorstellen: Ihr Feind, der innere Schweinehund. Den müssen Sie bezwingen.

Die Abwehrkräfte stärken

Früher hat man das Immunsystem lediglich mit der Anfälligkeit für Erkältungskrankheiten in Verbindung gebracht. Inzwischen wissen wir, dass es ein faszinierendes Überwachungssystem für den ganzen Körper darstellt. Ein hochkomplexes, sensibles, unglaublich wich-

GESUND LEBEN
WAS HEISST DAS?

tiges Organ, das praktisch Tag und Nacht in Bereitschaft ist, das seine Polizeistreifen nach Eindringlingen fahnden lässt, fehlerhaft geteilte Zellen gezielt vernichtet, bevor sie sich zu Krebsnestern entwickeln, und sowohl Nahrung als auch Atemluft auf Schadstoffe hin untersucht und entgiftet. Ihm steht ein Heer von unterschiedlichen Immunzellen zur Verfügung, die bis in die kleinsten Strukturen hinein für ihre jeweiligen Aufgaben geschult sind. Hier die Killerzellen, die alles vernichten, was ihnen die Wächterzellen an Schädlingen anschleppen, dort die Hersteller der individuellen Waffen, die in Minutenschnelle Millionen von Antikörpern produzieren und mit ihrer Hilfe Bakterien und Viren abfangen, bevor sie uns krank machen können.

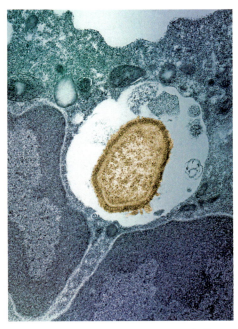

Fresszelle, die sich ein Virus einverleibt.

Dass dieses System, gerade weil es so hoch spezialisiert ist, selbst anfällig und gelegentlich überfordert ist, liegt auf der Hand. So löst es manchmal Allergien gegen Substanzen aus, die eigentlich harmlos sind, oder es greift in einer Überreaktion sogar die eigenen Zellen an. Auch das Herz kann dann in einen solchen Autoimmunprozess einbezogen sein: Bei der *chronischen Polyarthritis*, die vor allem Gelenksentzündungen hervorruft, ist in vielen Fällen auch die Bindegewebskapsel (*Pericard*) betroffen, die das Herz umhüllt.

KAPITEL 7
SO BLEIBT IHR HERZ GESUND

WIE KÖNNEN WIR UNSER IMMUNSYSTEM UNTERSTÜTZEN?

Gesund essen   Mit vitaminreicher und vollwertiger Nahrung helfen wir dem Körper, die Abfallprodukte (Freie Radikale) des Zellstoffwechsels zu entsorgen. Gleichzeitig führen wir unserem Organismus Mineralien (z. B. Zink) und sekundäre Pflanzenstoffe zu, die er zur Produktion der Immunzellen braucht.

Ausreichend schlafen   Wer nicht genug schläft, setzt seinen Körper unter Stress. Nicht nur das Gehirn, das während des Schlafs Ordnung schaffen muss in seinen Millionen von Eindrücken, die es während des Tages aufgenommen hat, sondern auch die anderen Organe brauchen Ruhe, um sich zu regenerieren. Und wie viel Schlaf ist »ausreichend«? Das ist individuell verschieden. Ich brauche ca. sieben Stunden. Aber auch sechs oder neun Stunden können normal und richtig sein. Kürzer oder länger sollte die Nachtruhe bei einem Erwachsenen allerdings nicht dauern.

Viel Bewegung im Freien   Und zwar bei jedem Wetter. Darüber haben Sie in diesem Buch vermutlich schon genug gelesen, und ich brauche hier nichts mehr zu sagen.

Abhärten   Das bedeutet nicht, dass Sie im Winter im T-Shirt spazieren gehen sollen. Aber Sie könnten sich so eine Art tägliche Mini-Sauna gönnen, indem Sie am Morgen ausgiebig (3 Minuten) heiß und dann mindestens 30 Sekunden eiskalt duschen. Diese 30 Sekunden werden Ihnen anfangs vielleicht sehr lang vorkommen – danach fühlen Sie sich aber bestimmt fabelhaft.

Unnötige Belastungen vermeiden   Sorgen Sie dafür, dass es nicht zu einer **Unterkühlung** Ihres Körpers kommt, weil das eine Erkältung oder Blasenentzündung begünstigt. Egal ob aktiv, passiv oder mittels Wasserpfeife – **Rauchen** bedeutet immer eine massive

GESUND LEBEN
WAS HEISST DAS?

Belastung für den Körper. Ihr Immunsystem muss nach jeder Zigarette die über 4800 verschiedenen Feinstaub- und Teerpartikel wieder aus dem Körper schaffen. Da es ja auch die Aufgabe hat, entartete Zellen zu entfernen, ist es durch die krebserzeugende Wirkung von Nikotin zusätzlich in Anspruch genommen und irgendwann überfordert. Viel **Alkohol** lähmt die Körperzellen, darunter auch die des Immunsystems. Von der fatalen Wirkung auf Leber und Herzmuskel ganz zu schweigen. Die Strahlenwirkung von **zu viel Sonne** ist ebenfalls schädlich für die Immunkompetenz, erst recht, wenn Sie sich dabei auch noch einen Sonnenbrand holen.

Jede Operation, vor allem jede Vollnarkose, schwächt das Immunsystem.

Regelmäßig impfen Es war ein genialer Einfall des englischen Landarztes Dr. Jenner, der (harmlose) Kuhpocken-Viren in eine kleine Wunde am Arm eines 8-jährigen Jungen strich. Erwartungsgemäß bekam der Junge zwar etwas Fieber, war aber von da an gefeit gegen die echten Pocken, die damals – 1796 – noch Tausende von Menschen umbrachten. Millionen von Kindern und Erwachsenen profitieren noch heute jedes Jahr von dieser Erkenntnis.

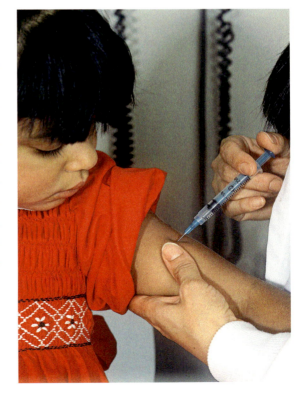

Wir haben die Chance, Infektionskrankheiten auch in der Dritten Welt zu besiegen.

KAPITEL 7
SO BLEIBT IHR HERZ GESUND

Bei einer Impfung werden dem Körper, wie Sie wissen, abgetötete oder stark abgeschwächte Bakterien- bzw. Viruspartikel zugeführt. Das Immunsystem nimmt diesen in Wirklichkeit harmlosen »Angriff« aber ernst und produziert sofort die nötigen Waffen – Antikörper –, die im Fall einer echten Infektion mit diesem Erreger kurzen Prozess machen können. Gerade wenn Sie etwas älter sind, ist zum Beispiel die jährliche Influenza-Impfung ein wertvoller Schutz gegen die Grippe.

Es gibt immer noch Leute, die glauben, Impfen schwäche das Immunsystem. Doch das Gegenteil ist wahr: Impfungen sind die großen Anreger und Verstärker der Abwehrkräfte Ihres Körpers. Sie sollten daher darauf achten, dass Ihr Impfschutz immer auf dem neuesten Stand bleibt.

Medikamente Es gibt tatsächlich einige pflanzliche Mittel, die die Bildung von Immunzellen verstärken, zum Beispiel *Echinacea*, der Wirkstoff des Sonnenhuts. Deren Heilwirkung wurde übrigens zuerst von den Indianern Nebraskas entdeckt. Entsprechende Tabletten oder Tropfen einzunehmen macht aber nur Sinn, wenn Sie dies vorbeugend tun, also beim leisesten Kratzen im Hals oder wenn Sie einmal durchnässt und fröstelnd nach Hause gekommen sind. Sobald eine richtige Erkältung spürbar wird, ist es zu spät. Zu diesem Zeitpunkt hat der Körper sein Immunsystem bereits selbst auf volle Touren gebracht.

Und Vorsicht! Patienten, die eine Leukämie oder ein Lymphom – Krebs der Immunzellen – durchgemacht haben, oder solche, die ihre Immunabwehr wegen einer Krankheit oder nach einer Transplantation unterdrücken müssen, dürfen auf keinen Fall solche immunstimulierenden Mittel einnehmen.

> GESUND LEBEN
> WAS HEISST DAS?

> ▶ **DER STARKE EINFLUSS DER SEELE**
>
> Auch und gerade das Immunsystem steht in engster Beziehung zur Psyche. Es gibt inzwischen sogar einen ganz neuen Wissenschaftszweig, der sich der Entschlüsselung dieses Phänomens annimmt, die Psycho-Neuro-Immunologie. Dazu nur ein Beispiel:
> *Neurodermitis*, diese hartnäckige, juckende Hautkrankheit, die häufig schon bei Kindern auftritt, hat ihre Ursache in einer Überempfindlichkeit der Immunzellen der Haut. Man kann präzise nachweisen, dass sich diese Krankheit nicht nur verschlimmert, sobald der Patient etwas isst, wogegen er allergisch ist, sondern auch dann, wenn er in seelischen Stress gerät – bei Kindern zum Beispiel durch die Trennung von einem Elternteil.
> Aber dass seelisches Wohlbefinden einen ganz großen Einfluss auf unsere körperliche Gesundheit hat, ist ja ohnehin bekannt. Mehr über den Zusammenhang von Herz und Seele lesen Sie im Kapitel 4, ab Seite 97.

Gesundheitstipps für Ältere

Wenn Sie schon etwas älter sind, werden Bewegung und Beweglichkeit noch wichtiger. Beweglichkeit entsteht durch Koordination, also durch das perfekte Zusammenwirken von Knochen, Gelenken, gut durchbluteten und trainierten Muskeln und den Nerven, die Befehle aus dem Gehirn blitzschnell an die Muskeln übertragen. Diese Koordination muss man üben (vielleicht zuerst mit einem Physiotherapeuten und dann alleine), damit man sich im täglichen Leben sicher fühlt und vor Unfällen besser geschützt ist. Denn nicht die Botox-Spritze, sondern vor allem die Erhaltung von Beweglichkeit – körperlicher und geistiger – ist das Geheimnis von Jugendlichkeit im Alter.

Kalziumreiche Nahrung und viel Bewegung schützen auch vor Osteoporose.

Vor einigen Jahren haben englische Wissenschaftler eine Studie mit 1000 Menschen im Alter von über 75 Jahren gestartet. Nach dem Zufallsprinzip wurden 500 davon ausgesucht und verpflichtet, täglich 2 Meilen (ca. 3 km) spazieren zu gehen, egal in welchem

KAPITEL 7
SO BLEIBT IHR HERZ GESUND

Tempo. Die anderen 500, die den ersten in Geschlechtszugehörigkeit, Alter und Gesundheitszustand ziemlich genau entsprachen, brauchten dies nicht zu tun. Nach 3 Jahren wurden alle wieder untersucht. Dabei stellte sich heraus, dass die Spaziergänger um 50 Prozent weniger Herzinfarkte und Schlaganfälle erlitten hatten!

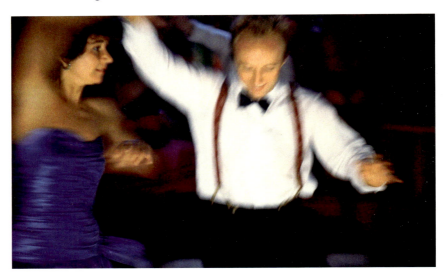

Tanzen ist gesund und macht gute Laune.

> ► **ACHTUNG! FALLE!**
>
> Nehmen wir einmal an, Sie sind gerade 65 Jahre alt geworden (oder 76 oder 80). Und eine wohlbekannte innere Stimme flüstert Ihnen zu: Jetzt reicht es. Ab sofort kann niemand mehr von dir verlangen,
> – dass du auf dein Gewicht oder auf deinen Blutdruck achtest,
> – dass du immer noch täglich Gemüse für deine Mahlzeiten putzt,
> – dass du jede Woche mit deiner Freundin zum Wandern gehst,
> – dass du dicke Bücher liest oder die Tageszeitung,
> – dass du lernst, mit einem Computer umzugehen.
> Was machen Sie dann? Ich hoffe, Sie erkennen, wie fatal das für Sie wäre – und bringen die gefährliche Stimme der Bequemlichkeit zum Schweigen.

GESUND LEBEN
WAS HEISST DAS?

Wenn wir die zusätzliche Lebenszeit, die uns laut Statistik inzwischen erwartet, in guter Verfassung erleben wollen, dann müssen wir etwas dafür tun, auch wenn es uns einige Mühe kostet. So ist zum Beispiel gerade für ältere Menschen eine hochwertige Ernährung außerordentlich wichtig, nicht nur zur Verhinderung von Osteoporose oder als Herzschutz. Das Immunsystem, das ohnehin mit zunehmendem Alter weniger effizient wird (ältere Menschen leiden beispielsweise viel häufiger an der Immunschwäche-Krankheit Gürtelrose), braucht genügend Proteine, Vitamine und Spurenelemente, um weiterhin abwehrbereit zu sein. Von der Bedeutung eines normalen Blutdrucks war schon die Rede (siehe Seite 194). Und Hirnforscher haben bewiesen, dass es hauptsächlich die Beschäftigung mit neuen Dingen ist, die unsere grauen Zellen im Alter auf Trab bringt und die so wichtigen Verbindungen (*Synapsen*) der Gehirnzellen verstärkt. Diese sind wiederum die Grundlage für unser Denken und vor allem für unser Gedächtnis.

Sich für vieles und für viele interessieren – das ist eines der Geheimnisse des erfolgreichen Älterwerdens.

Selbstverständlich können Sie auch Kreuzworträtsel lösen, aber ein besseres Training für Ihr Gehirn wäre

Lernen – egal was: eine Sprache, Kunstgeschichte, Floristik, Umgang mit Computern. Die Volkshochschulen bieten unzählige interessante Kurse an.

Musik machen – aktiv natürlich, nicht mit dem CD-Player. Sie könnten zum Beispiel Gitarre spielen lernen oder in einem Chor singen.

Tanzen – Lachen Sie nicht: Tanzen gehört zu den Tätigkeiten, die das Gehirn so richtig auf Trab bringen.[24]

---

24 Weitere Anregungen für die grauen Zellen finden Sie in meinem Buch ›Körperintelligenz‹, Deutscher Taschenbuch Verlag, München 2007.

KAPITEL 7
SO BLEIBT IHR HERZ GESUND

▶ WAS KÖNNEN MÄNNER TUN, UM DIE POTENZ ZU ERHALTEN?

Erektionsstörungen sind in den meisten Fällen eine Folge von ungenügender Durchblutung des Penis. Das heißt, dass die für ein Steifwerden und -bleiben des Glieds nötige Blutzufuhr in die Schwellkörper behindert ist. Folglich sollte ein Mann alles tun, um seine Arterien gesund zu erhalten: nicht rauchen (es gibt sogar den Begriff des – schlaffen – »Raucherpenis«); Blutdruck, Blutzucker und Cholesterin normalisieren. Erektionsstörungen können (wie auch Durchblutungsstörungen in den Beinen) ein Warnsignal für einen drohenden Herzinfarkt sein, da es ja bei beiden Leiden um die Folgen von Veränderungen der Arterien geht.

Als mögliche andere Ursache gelten Prostata-Operationen, bei denen vielleicht die entsprechenden Nerven nicht geschont werden konnten. Nur in seltenen Fällen sind psychische oder Partnerschaftsprobleme schuld am Versagen.

Immerhin gibt es heute Medikamente, mit denen man oft gute Erfolge bei diesem für Männer so belastenden Zustand erzielt.

Dafür muss man(n) sich allerdings aufraffen und zu einem kompetenten Urologen gehen.

Talent zum Glück

Vor Kurzem habe ich an einem Seminar teilgenommen, in dem es um Behandlung und Begleitung Schwerstkranker am Ende des Lebens, also um Palliativmedizin ging.[25] Einer der Referenten war Professor Gian Domenico Borasio, ein sehr bekannter Arzt, der das Münchner Zentrum für Palliativmedizin aufgebaut hat und jetzt von seinen Erfahrungen berichtete. Eine der Fragen an ihn lautete: Wie halten Sie und Ihre Pflegekräfte diese ständige Konfrontation mit dem Leiden und mit dem Tod aus, noch dazu, wenn es oft

---

[25] Pallium = Mantel; Palliativmedizin gewährt Schwerstkranken am Ende des Lebens Geborgenheit, Schmerzfreiheit und spirituelle Begleitung.

> **GESUND LEBEN
> WAS HEISST DAS?**

Kinder sind, die sterben, bevor sie richtig gelebt haben? An seine Antwort werde ich mich noch lange erinnern. »Nicht das Gefühl, dass man etwas Richtiges und Notwendiges tut, ist entscheidend«, meinte er. Es sei vielmehr erstaunlich, wie viele wesentliche Erkenntnisse und wie viel Kraft einem von den Menschen in dieser existenziellen Situation zurückgegeben würden. »Wir alle, die wir uns seit Jahren darauf konzentrieren, die körperlichen, psychosozialen und spirituellen Bedürfnisse dieser Patienten zu befriedigen«, sagte er, »erfahren an uns selbst eine tiefe Verwandlung. Wir leben ein intensiveres Leben, wir erkennen, dass wir mit größerer Achtsamkeit miteinander umgehen, wir haben, mit einem Wort, eine andere Vorstellung von dem bekommen, was das Leben ausmacht und wie wunderbar es ist.«

Ich denke, wenn man diese Erkenntnis in eine Pille packen könnte, müsste sie die begehrteste Arznei der Welt sein. Bewusst leben, die wesentlichen Dinge von den unwesentlichen unterscheiden lernen – dafür müsste es eigentlich eine Schule geben. Es wäre eine Schule zum Glück, obwohl sie uns klarmachen würde, dass Unglück und Glück etwas Untrennbares sind und dass das eine das andere erst begreiflich macht. Kein Zweifel, das Befinden des Einzelnen wird von den günstigen oder widrigen Umständen seines Lebens beeinflusst (Armut macht krank, und so viele Menschen haben mit privaten oder sozialen Sorgen zu kämpfen). Dennoch schlummert in jedem von uns das Talent zum Glücklichsein. Wir sollten es erkennen und wecken.

Wir sind am Ziel unserer langen Reise ins Innerste des Menschen, in sein Herz, angelangt. Wir haben viel erfahren über dessen Anatomie und Funktionen, über Gefährdungen, Krankheiten und die erstaunlichen Möglichkeiten, die die Medizin heute zu seiner Heilung bereithält. Hier, am Ende, wenn es ums Glücklichsein und um ein erfülltes Leben geht, sollen noch einmal diejenigen zu Wort kommen, die im Herz ein Symbol gesehen und ihm noch andere Eigenschaften und magische Kräfte zugeschrieben haben.

KAPITEL 7
SO BLEIBT IHR HERZ GESUND

Man sieht nur mit dem Herzen gut, sagt der *Kleine Prinz* von Antoine de Saint-Exupéry. Dieses Bild vom »sehenden Herzen« finden wir in fernöstlichen Religionen und bei islamischen und christlichen Mystikern bis hin zu den Dichtern und Philosophen der neueren Zeit.

Auch Goethe hat, obwohl ja selbst Naturwissenschaftler, immer wieder das tiefere Wissen des Herzens dem verstandesmäßigen Wissen gegenübergestellt: *Wem sein Herz nicht sagt, was er sich und andern schuldig ist, der wird es wohl schwerlich aus Büchern erfahren, die eigentlich nur geschickt sind, unseren Irrtümern Namen zu geben.*

Hundert Jahre später ist die Skepsis gegenüber dem Verstand noch tiefer geworden, wenn Fernando Pessoa, Portugals größter Dichter, schreibt: *Könnte das Herz denken, stünde es still.*

Der Liebeszauber (niederrheinischer Meister aus dem 15. Jh.)

Und wie steht es mit uns, die wir uns den manchmal harten Anforderungen des Alltags anpassen und in einer zunehmend egoistischen Gesellschaft behaupten müssen? Unser Herz wird uns dabei helfen. Nicht der Herzmuskel, über den wir jetzt so viel gesprochen haben und der uns so unermüdlich am Leben hält. Sondern das Herz als Symbol der Liebe, dessen Sprache uns oft tiefere Erkenntnisse und größere Vernunft vermittelt, als es der Geist vermag, und auf dessen Stimme wir – vielleicht mehr als bisher – hören sollten.

ANHANG

Danksagung

Mein besonderer Dank gilt dem Team des Verlags und den freien Mitarbeitern, die mich während der Entstehung des Buches so großartig unterstützt haben, allen voran Henriette Zeltner, Katharina Festner, Helga Jesberger, Rosemarie Mailänder, Jörg Mair und Stefan Krickl.

ANHANG

Adressen

Deutsche Herzstiftung e.V.
Vogtstraße 50
60322 Frankfurt am Main
Tel: 069 955128-0
Fax: 069 955128-313
www.herzstiftung.de
info@herzstiftung.de

Wenn Sie Herzpatient sind, sollten Sie hier Mitglied werden!

Deutsche Hochdruckliga e.V. DHL
Berliner Straße 46
69120 Heidelberg
Tel: 06221 58855 – 0
Fax: 06221 58855 – 25
www.hochdruckliga.de
hochdruckliga@t-online.de

Deutsche Gefäßliga e.V.
Postfach 4038
69254 Malsch b. Heidelberg
Tel: 07253 26228
Fax: 07253 278160
www.deutsche-gefaessliga.de
info@deutsche-gefaessliga.de

Register

24-Stunden-EKG (s. a. EKG) 46, 71, 75

A

absolute Arrhythmie 81
Abwehrkräfte 112, 220, 224
ACE-Hemmer 51, 72, 151
Acetylsalicylsäure (ASS) 86, 139, 144
Adrenalin 51, 64, 71, 101, 196, 198
Alkohol 17, 33, 41 f., 72, 83, 125, 198, 203, 223
»Alltagsdepression« (s. a. Depression) 106
Alter 35, 41, 87, 187, 192, 225, 227
Amiodaron 84
Anämie 64
angeborener Herzfehler 169
Angina Pectoris 98, 134, 139, 144
Angst 81, 99 ff., 105, 108 ff., 118, 135, 149 f., 154
Anschlussheilbehandlung 147
Anti-Arrhythmika 84
Antibiotika 38, 175
Antidepressiva 60
Aorta 15, 20, *26*, *82*, 144
Aorten-Isthmus-Stenose 196
Aortenklappe *15*, 20 ff., 33, 40, 176, 178
 - Insuffizienz 177
 - Stenose 177
Arcoxia® 60
Arterien 19, 27 f., 34 f., 39, 52 f., 68, 101 f., 104, 131 f., 137, 139, 143 f., 154, 166, 194, 200, 207 f., 234
 - Verkalkung 33
Arteriosklerose 34, 132, 137, 151, 171, 195, 204, 206 f., 209
Arzneimittel (s. a. Medikamente) 42
Aspirin® 86, 139, 144, 151

ASS s. Acetylsalicylsäure
Asystolie 75
AT1-Blocker (s. a. Sartane) 51
Atemnot 30, 32, 37, 39, 48, 81, 134 f.
ATP (Adenosin-Triphosphorsäure) 25 f.
Atrium-Septum-Defekt (ASD) s. Vorhof-Septum-Defekt
Ausdauersport 150, 153, 198, 220
Auskultation 21
autogenes Training 125
AV-Knoten 16, 18, 65 f., 80
 - Ablation 89

B

Ballaststoffe 215 f.
Ballon-Dilatation 142 f., 162
Barnard, Christiaan 13
Beinödeme 31 f.
Belastungs-Echokardiografie 160 f.
Belastungs-EKG (s. a. EKG) 46, 139, 154, 157
Betablocker 50 f., 67, 71, 84, 151
Bewegung 27, 52, 128, 152, 202, 219 f., 222, 225
Bigeminus 70
Bindegewebskapsel 221
Bioklappe 175 f., 178, 181
Blutarmut 64
Blutdruck 28, 42, 51, 53, 103, 158
 - diastolischer Wert 28
 - hoher 27, 33, 35, 83, 87, 134, 194, 196, 209
 - niedriger 28
 - Ruheblutdruck 197
 - systolischer Wert 28
Blutdruckmessgerät (s. a. Langzeit-Blutdruckmessung) 28, 197
Blutfette 209

ANHANG

Blutgefäße 19, 27, 33 f., 51, 53
Blutgerinnsel (s. a. Gerinnsel) 33, 80 f., 159
Blutgerinnung 86, 88
Blutplättchen 27, 34, 88, 132 f., 139, 144, 151, 195
Blutzucker(spiegel) 103, 198
Borasio, Gian Domenico 228
Bradykardie 63
Brechreiz 135
Broken-Heart-Syndrom 99–102
Brugada-Syndrom 91
Brustenge s. Angina Pectoris
Bypass 36, 141, 144–147, 171 ff.

C

Calcium-Antagonisten 60
Cardio-CT s. Computertomografie
Celebrex® 60
Celsus, Aulus Cornelius 43
Cholesterin 27, 34 f., 103, 132, 137, 151, 154, 195, 206 ff., 228
Clopidogrel 86, 144
Computertomografie 79, 165 f.
Convenience-Produkte 212
Cox 2-Hemmer 60
Cyclophosphamid 60

D

Dabigatran 51
Defibrillator 56 ff., 85, 91, 93, 181
Depression 103–106, 149
depressive Episode 107
Diabetes 35, 87, 134, 139, 199 f., 209
Diastole 19, 99
Diät 202, 208
Diclofenac 60
Digitalis 51
Diltiazem 60
Diuretika 51, 72, 151
Dopamin 129, 204

Doxorubicin 60
»Drei-Segel-Klappe« s. Trikuspidalklappe
Drogen 33
Durchblutung 36, 139, 157, 161 f., 204, 219 f.
Durchblutungsstörungen 35 f., 42, 47, 87, 137, 146, 156, 160, 200, 228

E

Echinacea 224
Echokardiografie, Echokardiogramm (Ultraschall; s. a. Trans-Ösophagus-Echokardiografie) 22, 45, 156, 159
Einthoven, Willem 24, 156
EKG (Elektrokardiogramm; s. a. 24-Stunden-EKG, Belastungs-EKG, Langzeit-EKG) 23, 25, 46, 134, 156, 166
Endokard 40
Endokarditis 21, 38, 180
Entschleunigung 118
Entzündungen 20, 35, 38, 53, 177, 200, 207, 209
Eplerenon 72
Erektionsstörungen 228
Ergometer 61, 70, 160
Ernährung 27, 208, 222, 227
Euronotruf 136
Eurotransplant 186
Extrasystolen 70

F

Fallot Tetralogie 169
Familiengeschichte 193 f.
Favaloro, René 145
Feldenkrais-Methode 126
Fett 133, 137, 194, 207 f., 211, 215
Fettstoffwechsel 203, 206
Flecainid 60, 84

ANHANG

Fliegen 61
Flüssigkeitsansammlungen in der Lunge 46
Forßmann, Werner 68
Fresszelle *221*
funktionelle Herzbeschwerden 108
Furosemid 72

G

Galenos von Pergamon 43
Gefäßeinengungen 137
Gefäßverkalkungen 167
Gehirn 25 f., 34, 36, 47, 57, 81, 103, 116, 120, 123, 125, 129, 137, 193, 200, 204, 219, 227
Gene 192, 194
Gerinnsel (s. a. Blutgerinnsel) 50 f., 86, 104, 136, 139, 142, 144, 151
Giftstoffe 215
grippaler Infekt 37, 90

H

Hauptkammer 15
HDL-Cholesterin 207
Herceptin 60
Herzbestattungen 184 f.
Herzdiät 216 f.
»Herz-Echo« s. Echokardiografie
Herzfrequenz 19, 73, 166
Herzgeräusche s. Herztöne
Herzinfarkt 27, 36, 42, 83, 98, 102, 104, 106, 131 f., 134–137, 143, 147, 150, 200
Herzinsuffizienz (s. a. Herzschwäche) 29, 42, 45, 52 f., 55
Herzjagen 63, 65, 69
Herzkammern 15 f., 19, 28, 30 f., 34 f., 39, 41 f., 53, 56, *66*, 70, 80 f., 99, 180
Herzkatheter 47, 68, *133*, 136, 138, 141, 162 ff., 171, 173, 176, 178 f.

Herzklappe 15, 20 ff., 33, 38 ff., 47, 83, 175 f.
- künstliche 20, 175 f., 181
Herzklopfen 14, 45
Herzkranzgefäße (s. a. Koronararterien) 26 f., 33, 36, 83, 132, 136–139, *145*, 200, 204
Herz-Lungen-Maschine 146 f., 170, 172, 174
Herzmassage 92 f.
Herzmuskel 16, 20 f., 27–30, 33–37, 40 ff., 46 f., 51, 57, 59, 70, 75, 83, 91, 99, 129, 132 f., 135, 139, 156, 160 f., 171, 175, 177, 195, 219
Herzmuskulatur 25, 69
»Herzneurose« 108
Herzopfer (aztekischer Brauch) 190 f.
»Herzphobie« 108
Herzrasen 65 ff., 84
Herzrhythmus 25, 36, 50, 156
Herzrhythmusstörungen 17, 25, 33, 37, 42, 46, 51, 55, 57 f., 60, 63, 65, 67, 69–72, 84, 91, 157, 171
- chronische 80
Herzschrittmacher 50, *56*, 58, 75–79, 167, 181
Herzschwäche (s. a. Herzinsuffizienz) 18 f., 28 ff., 32, 37, 39, 41, 47–51, 60, 87, 107, 159
- chronische 35, 42, 106, 152
- diastolische 35, 53
- systolische 35
Herzstillstand 77, 91, 131
Herzstolpern 63, 65
Herztöne 21 f., 23
Herztransplantation 13, 59, 182 f., 186, 188
Herzwaage (ägyptischer Mythos) 12
His-Bündel *16*, 66
Hochdruckherz 34, 82, 195

Hohlvene *15*
homöopathische Mittel 151
Hormone 71, 101, 149, 151, 198, 209
Husten, nächtliches 32
Hustenreiz 48
Hydrochlorothiazid 72
Hyperglykämie 199
Hypertrophie 34

I

Ibuprofen 60
idiopathische Herzmuskelerkrankung 41
Immunsystem 60, 110, 117, 127, 187 f., 211 f., 220, 222–225, 227
Impfung 223 f.
Infektionen 33, 39
- bakterielle 20, 37, 39, 175
INR (International Normalized Ratio) 88
Insulin 103, 199
Intervalltraining 55

J

Jacobson, Edmund 126

K

Kalium 72
Kalk 21, 34, 132, 195
Kalkablagerungen 165 f., 177
Kalorien 137, 203, 215
Kammerflimmern 55, 57, 63, 82, 90 f.
Kammerschenkel *16*
Kammertachykardie 90
Kammerwände 18
Kardiomyopathie 41
Kardioversion 84 f.
Katecholamine 101
Katheter-Ablation 67, 84, 86 f., 89
Kernspintomografie 47, 79, 167

Kochsalz (s. a. salzarm essen) 215
»Körperintelligenz« 114
kognitive Verhaltenstherapie 122
Kokain 41 f.
kombiniertes Mitralvitium 38
kompletter Linksschenkelblock 55
Kontrastmittel 99, 142, 163 f., 167
Koronararterien (s. a. Herzkranzgefäße) 26, 35 f., 42, 132 f., 142, 146, 162, 173
Koronarvene 56
koronare Herzerkrankung 36, 61, 82, 136, 138, 152 f., 161, 171, 216
Kortison 196, 198
Kreislaufschock 99
Kryo-Ablation 89

L

Laboruntersuchung 47, 51
Langzeit-Blutdruckmessung (s. a. Blutdruckmessgerät) 158
Langzeit-EKG (s. a. EKG) 70, 157
LDL-Cholesterin 207 f.
lebensrettende Maßnahmen 92
Leberzirrhose 41
Lernen 118 f., 227
»Links-Herz-Insuffizienz« 31
Links-Herzkatheter 162
Lithium 60
Loewe, Carl Gottfried 185
Lunge 47 f.
Lungenarterie (s. a. Pulmonalarterie) *15*
Lungenbläschen 48, 174
Lungenembolie 33, 91
Lungenentzündung 48
Lungenödem 48
Lungenvenen (s. a. Pulmonalvenen) 82, 89
Lyse 136

ANHANG

M
Magnesium 72
Mahler, Gustav 38
Mapping 69
Marcumar 51, 86, 88 f.
Medikamente 50 f., 56, 60, 62, 67, 71 f., 84, 86, 151, 198 f., 208, 224
Meditation 120 ff.
Metabolisches Syndrom 209
Metallklappe 176
Mineralgehalt des Blutes 71
Mineralienstoffwechsel 72
Mineralstoffe 213 f.
minimal-invasive Chirurgie 146, 162, 168, 170, 172
Minoxidil 60
Mitochondrien 16, 26
Mitralklappe *15*, 20, 22, 38, 40
 - Insuffizienz 39, 180
 - Stenose 83, 180
»Mittelmeer-Diät« 213, 216
Müdigkeit 32
Multivitaminpräparate 212
Muskulatur 49, 52 f., 55, 129, 219
Myocard-Szintigramm 47, 161
Myokarditis 37, 91

N
Nahrungsergänzungsmittel 72, 213 f.
Neurodermitis 225
Niere 47, 72, 214
Nikotin (s. a. Rauchen) 35
Nitrospray 139
Noradrenalin 103
NYHA-Klassifizierung 44

O
Organspende 183
Osteoporose 214, 225, 227

P
Panikattacken 109 f.
Paracelsus 189 f.
Parasympathicus 64, 66
Penicillin 20
Pericard s. Bindegewebskapsel
Persönlichkeitstypen 117
Phäochromozytom 64
»Pig-Tail«-Katheter 163
Placebo-Effekte 115, 199
Plaque 27, 104, 132 f.
Polyarthritis, chronische 221
Polyneuropathie 200
Positronen-Emmissions-Tomografie 47
Progressive Muskelentspannung 126
Propafenon 60, 84
Psychokardiologie 112
psychosomatische Symptome 97, 109
Pulmonalarterie (s. a. Lungenarterie) *82*
Pulmonalklappe *15*, 20
Pulmonalvenen (s. a. Lungenvenen) 15, 181
Puls 14, 17, 19, 21, 46, 51, 57, 63 f., 66, 73 f., 84, 92, 98
Pulsmesser 54, 153
Purkinje-Fäden *16, 66*

Q
Qigong 127

R
Radfahren 54
Rauchen (s. a. Nikotin) 27, 203 ff., 222
»Rechts-Herz-Insuffizienz« 31
Rechts-Herzkatheter 162
Re-Entry-Tachykardie 66

Reha 147
Reiseziele 62
Reizausbreitung 16
Reizbildung 65
Reizleitungen 65
Re-Stenose 173
Resynchronisationstherapie 56
Revaskularisierung 141
Risikofaktoren 27, 87, 152, 192, 208
Risikopatient 201
Röntgen, Wilhelm Conrad 156
Röntgenaufnahme 46, 79, 164
Ruheblutdruck s. Blutdruck

S

salzarm essen (s. a. Kochsalz) 198
Sartane 51, 72, 151
Sauerbruch, Ferdinand 68
Sauerstoffmangel 30, 32, 170
Sauna 60
Schattenboxen s. Tai-Chi
Schilddrüse (Überfunktion) 64, 83, 164
Schilddrüsenhormone 71, 164, 214
Schirmchen 170 f.
Schlaf 222
Schlaganfall 50 f., 75, 81, 86 f., 137, 172, 200
Schlüsselbeinvene 56
»Schlüssellochtechnik« (s. a. minimal-invasive Chirurgie) 146, 172
Schockbehandlung 84 ff.
Schockstarre 64, 99 f.
Schwangere, Schwangerschaft 14, 28, 162, 165
Schweiß, kalter 134 f.
Schwimmen 54
Schwindelanfall 73, 75, 81
Seele 11–14, 64, 97, 100 ff., 106–109, 111 f., 114, 117, 184, 216

Sekundenherztod 37, 90
Selbstheilungskräfte 110, 112, 116, 152
Serotonin 103 f., 129
Sex 61, 154
Sinusknoten 16, 18, 36, 65 f., 75, 80
Sinusrhythmus 84
Skilanglauf 54
Sonneneinwirkung 223
Spazierengehen 54, 129 f.
Spenderherz 59, 183, 186 f.
Spironolacton 72
Sport 61, 128, 152 f., 202, 220
»Sportlerherz« 19
Spurenelemente 71, 211, 213, 227
Staphylokokken 40, 175
Statine 151, 208
Stauungs-Pneumonie s. Lungenentzündung
Stenose (s. a. Mitralklappe, Re-Stenose, Aortenklappe, Aorten-Isthmus-Stenose) 142
Stent 36, 142 ff., 162, 164, 167, 171 ff.
Stethoskop 21 f.
Stoffwechselkrankheiten 33
Stoffwechselstörungen 199
Strahlenbelastung 162, 165 ff.
Strandurlaub 62
Streptokokken 20, 38, 175
Stress 27, 99, 101, 118, 122, 125, 198, 222, 225
»Stress-Echo« s. Belastungs-Echokardiografie
Stresshormone 14, 50
Stress-Kardiomyopathie 99 f.
Sympathicus 64
Syndrom des langen QT 91
Synkope 75
Systole 99

ANHANG

T
Tachykardie 63
 - paroxysmale 66
Tai-Chi 128
Tako-Tsubo-Kardiomyopathie
 s. Stress-Kardiomyopathie
»Tako-Tsubo-Syndrom« 99
Tanzen 226 f.
Tauchen 62
TAVI (Transcatheter Aortic-Valve
 Implantation) 178
Theophyllin 71
Thrombose 32 f., 200
Thrombozyten-Aggregationshem-
 mung 144
Thyreotoxikose 164
Torasemid 72
Trans-Ösophagus-Echokardiografie
 (TEE) 160
Trekken 62
Triglyceride 206
Trikuspidalklappe *15*, 20

U
Übelkeit 133, 135
Übergewicht 197 f., 202, 209, 216
Ultraschall s. Echokardiografie

V
Vagusnerv 66
Ventrikelmyokard *16*

Ventrikel-Septum-Defekt (VSD)
 171
Verapamil 60, 67
Verkalkungen 27, 138
Vineberg, Arthur Martin 145
Viren 37, 112, 221, 223
Virus-Myokarditis 91
Vitamine 212 ff.
Vorhof 15, 39, 48, 56, 65 f., 70, 80 f.
Vorhofflattern 84
Vorhofflimmern *25*, 46, 50, 69,
 80–84, 87, 159, 181
Vorhofmyokard *16*
Vorhofohr *82*
Vorhof-Septum-Defekt 170 f.
Vorkammer 15

W
Wadenkrämpfe 51
Walking 54
Waller, Augustus Desiré 24
Wandern 54, 129
Wasserlassen, häufiges nächtliches
 32
Wechselduschen 61
»Weißkittel-Effekt« 28, 197
Wiederbelebung 92 f.

Z
Zuckerkrankheit s. Diabetes
Zytostatika 42

Bildnachweis

Grafiken von Jörg Mair: 15, 16, 21, 25, 26, 34, 46 rechts, 48, 56, 66, 69, 70, 75, 76, 81, 82, 89, 91, 93, 99, 132, 137, 142, 143, 145, 164, 180, 187, 193, 207, 217, 220
action press 140, 205 (Rex Features)
akg images 12, 13, 38, 40, 43, 45, 65, 68, 69, 72 oben, 189, 230
Bridgeman Art Library 24, 100, 111, 191
Corbis 119
dpa picture alliance 174, 182
Agentur Focus 41 (Sergey Maximishin), 85 (Christian Kruska)
gettyimages 62 (Susanne Friedrich), 106 (Bruce Ayres), 121 (David Wolley), 124 (Fred Paul), 128 (Colin Hawkins), 151 (Bernard Roussel), 158 (Jack Louth), 202 (Bellurget Jean Louis), 213 (Trinette Reed), 226 (Romilly Lockyer)
iStockphoto (Lighthaunter) 210
Keystone 167 (Klaus Rose)
laif 57 (Redux), 152 (Futh)
Mauritius images 94, 127
Bildarchiv Okapia 46 links
ullstein bild 31 (Moenkebild), 113 (Ex-Press), 129
S. 40 mit freundlicher Genehmigung der Firma Medtronic GmbH, Meerbusch
S. 52 © Christoph Hermann, Filderstadt
S. 54 © Stills-Online Bildagentur
S. 74 Aus: Heft ›Herz heute‹ der Deutschen Herzstiftung, © Prof. Dr. Dr. med. Berndt Lüderitz
S. 76 unten © doc-stock/BSIP
S. 98 © Dr. Engel, Kardiologische Klinik des Städtischen Krankenhauses München-Bogenhausen, aus: Friedrich Strian, Das Herz, C. H. Beck, München
S. 131 © Prof. Dr. Rüdiger Hopf/Prof. Dr. Martin Kaltenbach (Deutsche Herzstiftung)
S. 133 © PD Dr. med. Thomas Voigtländer (Deutsche Herzstiftung)
S. 138 Aus: JACC Cardiovascular Imaging, April 2011, Bd. 4, Nr. 4
S. 148 Mit freundlicher Genehmigung von Herrn Dr. med. Magnus Schraudolph, Lauterbacher Mühle Klinik GmbH, Seeshaupt
S. 159 Patrick J. Lynch. wikipedia.org
S. 161 Klaus Rose/imagetrust
S. 165 Röntgen-Berichte. Zeitschrift für Röntgendiagnostik, Nuklearmedizin und Strahlenschutz, Verlag Wachholz, Nürnberg
S. 170 Dr. med. Gunther Fischer
S. 178 Firma Edwards Lifesciences, aus: Deutsche Medizinische Wochenschrift, Springer Verlag
S. 184 Germanisches Nationalmuseum Nürnberg, aus: Armin Dietz, Ewige Herzen, MMV Medien & Medizin Verlag
S. 185 DIA Verlag Fiedler GmbH, aus: Armin Dietz, Ewige Herzen, MMV Medien & Medizin Verlag
S. 195 J. G. Gichtel: Theosophica Practica
S. 197 Mit freundlicher Genehmigung der Deutschen Hochdruckliga e. V. – Deutsche Hypertonie Gesellschaft, Heidelberg
S. 218 fotolia
S. 221 doc-stock/visualsunlimited
S. 223 Matt Meadows/Peter Arnold/sales images